W0261617

Hefte zur Unfallheilkunde

Zuletzt erschienen

Heft 62: Verhandlungen der Deutschen Gesellschaft für Unfallheilkunde, Versicherungs-, Versorgungs- und Verkehrsmedizin. XXIII. Tagung am 7. und 8. Mai 1959 in Berlin. Im Auftrage des Vorstandes herausgegeben von Professor Dr. R. HERGET, Essen. Mit 77 Abbildungen. IV, 224 Seiten Gr.-8°. 1960. DM 37,60

Heft 63: Die Begutachtung der traumatischen Leistenbrüche. Von Dr. med. H. GUMRICH und Dr. med. M. FÄRBER, Chirurgische Universitätsklinik Tübingen. (Direktor: Professor Dr. W. DICK). Mit 2 Abbildungen. IV, 40 Seiten Gr.-8°. 1960. DM 8,80

Heft 64: Die stumpfen Bauchverletzungen. Ihre Erkennung, Behandlung und Begutachtung. Von Dr. med. habil. WERNER GEISTHÖVEL, Chefarzt der Chirurgischen Abteilung des St. Bernwards-Krankenhauses Hildesheim, und Dr. med. RUPERT ZIMMERMANN, Assistent der Klinik. IV, 85 Seiten Gr.-8°. 1960. DM 17,60

Heft 65: Operierte geschlossene intraperitoneale Organverletzungen (sogen. stumpfe Bauchverletzungen). Erfahrungsberichte aus den Österreichischen Unfallkrankenhäusern über 383 Fälle mit positivem Befund von Dr. J. BÖHLER, Linz, Dr. M. GERGEN, Graz, Dr. B. LEITNER, Wien, Dr. E. LENER, Salzburg, Dr. L. MONSZPART, Linz, Dr. J. POIGENFÜRST, Wien, Dr. H. R. SCHÖNBAUER, Wien. Mit einem Geleitwort von Professor Dr. LORENZ BÖHLER, Wien. Mit 5 Abbildungen. IV, 72 Seiten Gr.-8°. 1960. DM 16,80

Heft 66: Verhandlungen der Deutschen Gesellschaft für Unfallheilkunde, Versicherungs-, Versorgungs- und Verkehrsmedizin. XXIV. Tagung am 30. und 31. Mai und am 1. Juni 1960 in Lindau. Im Auftrage des Vorstandes herausgegeben von Professor Dr. R. HERGET, Essen. Mit 142 Abbildungen. IV, 310 Seiten Gr.-8°. 1961. DM 57,60

Heft 67: Die Schädelbasisfraktur und ihre akuten Komplikationen. Erfahrungen an 571 Fällen. Von Dr. E. SCHIMA, I. Chirurgische Universitätsklinik Wien. (Suppl. Leiter: Dozent Dr. K. HOLUB.) Mit 4 Abbildungen. IV, 44 Seiten Gr.-8°. 1961. DM 10,80

Heft 68: Traumatische Verrenkung des Kniegelenks. Von Dr. E. JONASCH, Wien. — **Brüche des Dens Epistropheus.** Von Dr. H. JAHNA, Wien. Behandlungsergebnisse aus den Arbeitsunfallkrankenhäusern der AUVA Wien XX (Leiter: Professor Dr. L. BÖHLER) und Wien XII (Leiter: Prim. Dr. O. RUSSE). Mit 92 Abbildungen in 475 Einzelbildern. IV, 148 Seiten Gr.-8°. 1961. DM 44,—

Die Abonnenten der „Monatsschrift für Unfallheilkunde" erhalten die „Hefte zur Unfallheilkunde" zu einem gegenüber dem Ladenpreis um 20% ermäßigten Vorzugspreis.

HEFTE ZUR UNFALLHEILKUNDE

BEIHEFTE ZUR „MONATSSCHRIFT FÜR UNFALLHEILKUNDE UND VERSICHERUNGSMEDIZIN"

HERAUSGEGEBEN VON PROF. DR. A. HÜBNER †, BERLIN

===== HEFT 69 =====

APOPLEKTISCHER INSULT
UND
UNFALLZUSAMMENHANG

VON

PRIV.-DOZ. DR. A. ISFORT

CHIRURGISCHE KLINIK UND POLIKLINIK
DER UNIVERSITÄT MÜNSTER (WESTF.)
DIREKTOR: PROF. DR. P. SUNDER-PLASSMANN

MIT 59 ABBILDUNGEN

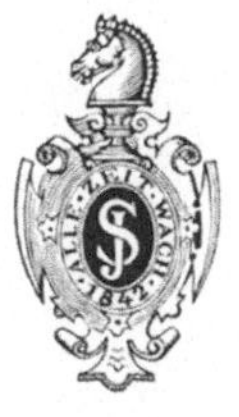

1962

SPRINGER-VERLAG / BERLIN · GÖTTINGEN · HEIDELBERG

ISBN 978-3-540-02848-2   ISBN 978-3-642-85634-1 (eBook)
DOI 10.1007/978-3-642-85634-1

Geleitwort

Der Tod durch Gehirnblutung und sonstige Gefäßstörungen des Zentralnervensystems stand im Jahre 1958 in der Statistik der Sterbefälle auf dem 3. Platz, — nach den Herzkrankheiten und den bösartigen Neubildungen. Gegenüber 1938 sind die Zahlen nahezu verdoppelt. In meinen Monographien habe ich wiederholt darauf hingewiesen, daß die organischen vasculären Erkrankungen ganz allgemein und besonders auch des Hirnkreislaufs unzweifelhaft ständig zunehmen. Hinsichtlich der Hirngefäße haben inzwischen die objektiven Zahlen meine Prognose erschreckend eindeutig bestätigt. Eine Verminderung des *apoplektischen Insultes* als Todesursache stellt für die gesamte Ärzteschaft ein dankbares, allerdings nicht ganz leichtes Betätigungsfeld dar. Die optimale Therapie mit Aufstellung eines wohlbegründeten Behandlungsplanes muß aber von unumgänglichen differentialdiagnostischen Erwägungen ausgehen.

In der vorliegenden Schrift nimmt die *cerebrale Angiographie* bei der Diagnostik der verschiedenen Ursachen des apoplektischen Insultes mit Recht einen breiten Raum ein. Die Hirngefäßkontrastdarstellung ist bei sachgerechter Durchführung zu einer praktisch gefahrlosen Untersuchungsmethode geworden und für die Beurteilung der tumorösen Prozesse sowie der organischen, funktionellen und traumatischen Durchblutungsstörungen nicht mehr wegzudenken. Auf die operativen Behandlungsmöglichkeiten wird vom Verfasser an Hand des umfangreichen Krankengutes der Klinik eingegangen.

Herr Isfort befaßt sich aber auch noch ganz besonders mit dem praktisch wichtigen Fragenkomplex der Unfallzusammenhangsbeurteilung, soweit er angiographisch irgendwie näher zu klären ist. Dieser Fragenkomplex des apoplektischen Insultes stellt den unfallmedizinischen Gutachter vielfach vor recht schwierige Entscheidungen, zumal die laienmäßige Auffassung gerade auch hier in jedem *Fall* gern einen *Unfall* erblickt.

Die vom Verfasser empfohlenen Richtlinien dürften die Begutachtung des apoplektischen Insultes als Unfallfolge im positiven oder negativen Sinne wesentlich erleichtern und besser begründen.

P. Sunder-Plassmann

Inhaltsverzeichnis

A. Definition und angiographische Grundlagen

Unter einem „apoplektischen Insult" verstehen wir einen Vorgang, der mit akuten Störungen des Bewußtseins und mit cerebralen Herdzeichen einhergeht. Der „Schlaganfall" oder „Hirnschlag" ist also ein rein *klinisches Syndrom* und sagt nichts über die Ursache und das zugrunde liegende pathologische Geschehen aus. Sowohl die „echte" Apoplexie als auch die apoplektiformen oder apoplektiform entstandenen Krankheitsbilder können sich in den Symptomen so sehr gleichen, daß sie klinisch nicht zu unterscheiden sind (BAY, DECKER, BERNSMEIER, H. E. KEHRER u. a.). Wie H. H. MEYER ausführlich betont hat, ist eine genaue Diagnose am Krankenbett vielfach unmöglich. Noch größere Schwierigkeiten aber stellen sich bei der Beurteilung ein, wenn ein Bewußtloser auf der Straße oder Arbeitsstätte ohne Augenzeugen über den Sturz vorgefunden wird. Nach BERNSMEIER ist der Ausdruck Apoplexie geradezu verwirrend und keineswegs mit einem einheitlichen pathogenetischen Geschehen in Verbindung zu bringen. Die griechische Bezeichnung „Apoplex" und ebenso das deutsche Wort „Schlaganfall" besagen, daß der betroffene Mensch „wie von einem Schlage getroffen" hinfällt, ohne daß dadurch entschieden ist, ob eine Blutung oder Erweichung, eine organische oder funktionelle Durchblutungsstörung, ein entzündlicher, toxischer oder degenerativer Prozeß, ein Tumor oder ein echtes Trauma zugrunde liegt. Es handelt sich also um ein buntes pathogenetisches Bild, das zum klinischen Syndrom des apoplektischen Insultes führen kann. Dieses Bild ist besonders deshalb so umfangreich, weil die Encephalomalacie als häufigste Vertreterin des Schlaganfalles im allgemeinen nicht so abrupt verläuft wie die Massenblutung; dadurch aber ist der Kreis der differentialdiagnostischen Erwägungen weit zu ziehen.

HILLER hat den apoplektischen Insult als sinnfälligste Erscheinung einer organischen cerebralen Zirkulationsstörung aufgefaßt, der im Vordergrund der Symptome steht, welche durch die verschiedenen gefäßabhängigen Läsionen im Zentralnervensystem ausgelöst werden können. In der Störung und dem Verlust des Bewußtseins, dessen Intaktheit an die Funktion der Hirnrinde und vor allem des Hirnstammes gebunden ist, sieht HILLER das wichtigste Allgemeinsymptom des Schlaganfalles. Die Plötzlichkeit des Ereignisses *kann* dabei, muß aber nicht in jedem Falle ein wichtiges Merkmal sein. Andere Autoren wollen den Begriff der Apoplexie dem klinischen Bild der cerebralen Kreislaufstörung mit charakteristischer initialer Bewußtseinsstörung vorbehalten (BING, NOWOTNY, v. HATTINGBERG, ZÜLCH u. a.). SCHEID sieht den Begriff „Apoplexie" als mißverständlich an, seitdem er im klinischen

Sprachgebrauch häufig für alle plötzlich auftretenden Folgen cerebraler Durchblutungsstörungen gebraucht wird und betrachtet den Ausdruck nur dann für sinnvoll, wenn er für die „Massenblutung", gelöst von der klinisch-symptomatologischen Ebene angewandt wird. Da, wie bereits erwähnt, die akuten Störungen des Bewußtseins mit cerebralen Herdzeichen klinisch häufig bezüglich der Ätiologie und Pathogenese nicht genauer zu beurteilen sind, soll hier der neutralere Ausdruck *apoplektischer Insult* benutzt werden. Bezüglich der cerebralen Herdzeichen sind von neurologisch-psychiatrischer Seite genauere und eingehende Symptome beschrieben und in den entsprechenden Handbüchern niedergelegt. Eine ursächliche Klärung konnten zahlreiche Krankheitsbilder aber erst nach Einführung der subtilen neuroradiologischen Untersuchungsmethoden, insbesondere durch die röntgenologische Kontrastdarstellung der Hirngefäße finden.

Seitdem von MONIZ im Jahre 1928 die ersten Beobachtungen arteriographischer Befunde bei der Cerebralsklerose mitgeteilt wurden, hat die Angiographie des cerebralen Kreislaufes bei der Beurteilung der organischen, funktionellen und traumatischen Durchblutungsstörungen neben den Gefäßmißbildungen sowie den tumorösen und entzündlichen Prozessen inzwischen ihren festen Platz eingenommen. Damit aber wurde es möglich, bereits am Lebenden die verschiedenartigen pathologisch-anatomischen Zustände differentialdiagnostisch zu klären, welche den unterschiedlichen Ursachen des apoplektischen Insultes zugrunde liegen. In zahlreichen Fällen, bei denen klinisch die Ätiologie des Schlaganfalles nicht eruiert werden konnte, waren die Verhältnisse nach der cerebralen Angiographie klar (BROBEIL, DECKER, BULL u. a.).

Über die Technik der cerebralen Angiographie existiert bereits ein umfangreiches Schrifttum (MONIZ, LÖHR u. JAKOBI, TÖNNIS, RIECHERT, FISCHER, LORENZ, SORGO, OLIVECRONA, KRAYENBÜHL u. RICHTER, RÖTTGEN, KAUTZKY u. a.). Die größte Verbreitung erfuhr diese Untersuchungsmethode, als die zunächst allgemein übliche operative Freilegung des Gefäßes durch percutane Punktionsmethoden (SHIMIDZU, LOMAN u. MYERSON, WOLF u. SCHALTENBRAND) ersetzt wurden. Die percutane Punktion der A. Carotis ist inzwischen zu einer Routineuntersuchungsmethode geworden, wenn auch die technische Durchführung an den verschiedenen Untersuchungsstellen noch unterschiedlich gehandhabt wird. Eine Freilegung ist nur noch in seltenen Ausnahmefällen (große Struma, Ummauerung der Arterie durch eine Geschwulst oder Narbengewebe, abnorm kleines Gefäßkaliber u. ä.) erforderlich. Die percutane Punktion läßt sich bei der Mehrzahl der Erwachsenen ohne wesentliche Belastung für den Erkrankten in Lokalanaesthesie durchführen. Bei unruhigen, ängstlichen und krampfenden Patienten empfehlen wir die breite Anwendung der schonenden Intubationsnarkose unter Benutzung von Muskelrelaxantien. Auch die frischen Schädelhirntraumen werden zweckmäßigerweise sogleich intubiert, da damit gleichzeitig eine ausreichende Sauerstoffzufuhr gewährleistet ist. Von einer reinen intravenösen Barbituratnarkose raten wir unbedingt ab, weil sie bei ausreichender Tiefe zu bedrohlichen Atemstörungen,

Blutdrucksteigerungen und Kollapsen führen kann. Lediglich bei Kleinkindern und Säuglingen benutzen wir ein Basisnarkoticum mit Zugabe von Lachgas oder Cyclopropan. Zur Vorbereitung verwenden wir seit längerem nur noch Polamidon (10—15 mg) und Atropin (0,5 mg). Von Opiaten und Dolantin sind wir abgekommen, da mehrfach Kreislaufkollapse beobachtet wurden. Zudem sind alle atemdepressorischen Pharmaka schon insofern bei cerebralgestörten Patienten ungeeignet, als sie über eine Hyperkapnie zu bedrohlichen Hirndrucksteigerungen (vermehrtes Hirnödem) führen können (BERGERHOF und FROWEIN).

Seitdem MONIZ 1933 bei einer Carotisarteriographie zufällig eine retrograde Füllung der A. vertebralis beobachtete, ohne daß eine Schädigung der lebenswichtigen Hirnstammzentren eintrat, sind zahlreiche Methoden der röntgenologischen Kontrastdarstellung der Vertebralis-Basilaris-Strombahn angegeben worden. Das zunächst allein geübte Vorgehen der Gefäßpunktion nach Freilegung (MONIZ, SJÖQVIST, OLIVECRONA, RIECHERT) wurde durch percutane Punktionsmethoden ergänzt. TAKAHASHI, SUGAR, HOLDEN und POWELL, DECKER, LINDGREN u. a. empfahlen die ventrale Punktion am Hals. MASLOWSKI, NIEMEYER und POMPEU, NAMIN gaben eine Methode der Vertebralispunktion über dem Atlasbogen direkt unterhalb des Processus mastoideus an. Schließlich wurden noch Kathetermethoden von den Extremitäten aus (RADNER, LINDGREN u. a.) und eine infraclaviculäre Punktion der Arteria subclavia mit Drosselung der gleichseitigen Oberarmgefäße (POUYANNE, CAILLON, LEMAN, GOT, SALLES und GOUAZÉ) angegeben. Nachdem die Vertebralisangiographie von SUNDER-PLASSMANN 1950 in unserer Klinik eingeführt wurde, hat sich uns im Laufe der Jahre folgendes methodisches Vorgehen bewährt: Wir versuchen zunächst stets die percutane Gefäßpunktion nach der von LINDGREN angegebenen und von SJÖGREN modifizierten Art. Da die Schmerzausschaltung und Muskelentspannung für das Gelingen sehr wesentlich sind, wenden wir stets die Intubationsnarkose an. Lediglich bei Kleinkindern benutzen auch wir eine Basisnarkose mit zusätzlichem Lachgas oder Cyclopropan. Die Erschlaffung der Halsmuskulatur ist uns deswegen von besonderer Wichtigkeit, weil wir das Tuberculum caroticum (Tuberculum anterius des 6. Halswirbelquerfortsatzes) beim Aufsuchen des Foramen costotransversarium als Richtpunkt benutzen. Durch eine maximale Dorsalflektion des Kopfes wird das Auffinden wesentlich erleichtert. Bei dieser Methodik haben wir bei Kindern und Jugendlichen nahezu stets eine Gefäßfüllung erzielen können. Das kleinste Kind war noch nicht ein Jahr alt. Gelingt die percutane Injektion bei schwierigen anatomischen Verhältnissen nicht (Adipositas, extrem kurzer Hals bei pyknischem Habitus, Struma, geringe Beweglichkeit der Halswirbelsäule, Spondylosis deformans), so legen wir das Gefäß nach einer leicht abgeänderten Methode von SJÖQVIST frei und führen die Hohlnadel dicht unterhalb des Eintritts der Arterie in den Kanal ein.

Zur Gefäßpunktion benutzen wir kurzgeschliffene Hohlnadeln ohne Mandrin, welche an der Spitze leicht bogenförmig gekrümmt und am Ende mit einem Schlauch bewehrt sind. Auf diesen Schlauch, der mit einem Drehverschluß versehen ist, kann der Spritzenconus fest aufgesetzt werden. Die Hohlnadel ist durch langsames Nachspritzen physiologischer Kochsalzlösung und zeitweiligen Verschluß leicht durchgängig zu halten. Eine Thrombenbildung ist nicht zu befürchten. Entgegen anderer Meinung haben wir von den geringen intraarteriellen Flüssigkeitszufuhren auch bei bestehendem Hirnödem keinen Nachteil gesehen.

Bei der geschilderten Art des Vorgehens haben wir seit der Einführung des Urografin (60%) als Kontrastmittel keine Schäden für die Patienten mehr erlebt, die auf die Methode zurückzuführen sind. Hirndruck und Hirnödem sowie funktionelle Durchblutungsstörungen wurden wiederholt günstig beeinflußt. Über die Vorteile des Urografin wurde u. a. von TÖNNIS, SCHIEFER und STEINMANN berichtet. Das Thorotrast ist dem Verfasser aus persönlicher Erfahrung nicht mehr bekannt. Dieses Kontrastmittel, welches von MONIZ, LÖHR und JAKOBI eingeführt wurde und bei völliger Reaktions- und Schmerzlosigkeit während der Injektion sich durch einen guten Kontrast auszeichnete und erst eine zunehmende Verbreitung der cerebralen Angiographie ermöglichte, besitzt wohl allgemein nur noch historisches Interesse. Infolge der Radioaktivität dieses vom Körper nicht ausgeschiedenen Mittels ist mit Spätschäden zu rechnen. K. H. BAUER, RULAND, RUF und PHILIPP, SCHWAIGER u. v. a. haben auf die carcinogene Wirkung der Depots (paravasal, Leber, Milz, Lymphdrüsen, hämatopoetische Organe) hingewiesen. Dagegen zeichnen sich die seit gut einem Jahrzehnt benutzten wasserlöslichen Di- und Trijodsalze, insbesondere das Urografin (Gemisch des Natrium- und Methylglucaminsalzes der N,N'-Diacethyl-3,5-diamino-2,4,6-trijodbenzoesäure) wegen ihrer guten Kontrastdichte und Verträglichkeit aus. Allgemeine Überempfindlichkeitsreaktionen (Idiosynkrasien) sind bei letzteren extrem selten und uns nur bei intravenösen Pyelographien, nicht aber bei cerebralen Angiographien, Aortographien und Extremitätengefäßdarstellungen begegnet. Sollte eine solche einmal auftreten, so stellt die sofortige Intubationsnarkose die beste Behandlung dar. Kontrastmittelwirkungen auf den Kreislauf (Blutdruckabfall) sind bei entsprechender sedativer Vorbehandlung bzw. in Narkose völlig belanglos. Nach SCHIEFER und STEINMANN sind bioelektrische Veränderungen im EEG im Anschluß an die Angiographie praktisch nur dann zu erwarten, wenn bereits eine Schädigung des Hirngefäßsystems vorliegt oder wenn die Applikationsdauer des Kontrastmittels durch eine Zirkulationsverlangsamung im Bereich der Hirngefäße verlängert wird. Beim Urografin sind diese Veränderungen gering. Cerebrale Reiz- und Ausfallssymptome wurden von uns nicht mehr beobachtet. Lediglich in einem Falle einer Hemiparese, bei der eine Aneurysmablutung nachgewiesen wurde, verstärkte sich die Halbseitenlähmung für die Dauer von 48 Stunden. Insgesamt gesehen stellt die cerebrale Angiographie, und zwar sowohl die Carotis- als auch die Vertebralisdarstellung, bei sachgerechter Durchführung und ausreichendem Allgemeinzustand des Patienten eine praktisch gefahrlose Untersuchungsmethode dar, die z. Z. in der Diagnostik zahlreicher cerebraler Erkrankungen nicht anderweitig zu ersetzen ist.

Die Indikation zur cerebralen Angiographie kann also jetzt unbedenklich sehr weit gestellt werden, ja sie muß es wegen des *unschätzbaren diagnostischen Gewinnes* sogar. Eine absolute Indikation besteht bei allen intrakraniellen Tumoren, Abscessen, Hämatomen, Gefäßmißbildungen und Gefäßgeschwülsten, Subarachnoidalblutungen, bei organischen und funktionellen Gefäßprozessen und Durchblutungsstörungen, bei Komplikationen nach Schädelhirnverletzung, bei unklarem Hirndruck und schließlich zum Ausschluß anderer Ursachen beim ophthalmologischerseits ungeklärten Visusverfall (z. B. Arachnitis opticochiasmatica, intracanaliculäre ödematöse Neuritis N. optici). Entgegen mancher anderer Auffassung ist die Indikation zur Vertebralisangiographie nach unserer Erfahrung stets dann gegeben,

1. wenn ein Hydrocephalus internus occlusus mit Medianstellung der vorderen Hirnarterien und kranialkonvexer Überdehnung im seitlichen Strahlengang vorliegt; 2. bei Verdacht auf tentoriumnahen Tumor; 3. wenn klinisch ein cerebelläres Syndrom einschließlich des Verdachtes auf Durchblutungsstörung der Kleinhirnstrombahn vorliegt; 4. bei bestehendem Hirndruck mit negativem Ergebnis der Carotisangiographie; 5. wenn die Gefäßdarstellung der Großhirnhemisphärenkreisläufe bei einer Subarachnoidalblutung ein Aneurysma oder Angiom nicht nachweisen ließ.

Eine Kontraindikation zur cerebralen Angiographie können wir lediglich in einem schlechten Allgemeinzustand (dekompensiertes Herzvitium, allgemeiner Marasmus, schwerer M. Basedow) erblicken, wenn deswegen eine operative Therapie von vornherein ausscheidet. Eine Kontraindikation zur *sofortigen* Angiographie sehen wir, worauf SUNDER-PLASSMANN wiederholt hingewiesen hat, in der akuten Subarachnoidalblutung aus einem Aneurysma. Wir führen sie hier, um keine erneute Blutung zu provozieren, auch nur bei progredient verlaufender Erkrankung zur Ausschöpfung der letzten therapeutischen Möglichkeit umgehend durch und warten in allen anderen Fällen bis zur Beschwerdefreiheit mit der Arteriographie ab. Das Hirnkoma, auch das traumatische, stellt nach unseren Erfahrungen durchaus keine Gefährdung dar, wenn für ausreichende Sauerstoffzufuhr gesorgt wird. Auf Grund umfangreicher eigener Beobachtungen können wir uns dieserhalb anderweitigen Meinungen (LINDGREN, SCHNEIDER, DECKER u. a.) nicht anschließen. Der Angiographie ist auch nach Ansicht vieler anderer Autoren (u. a. SUGAR, TÖNNIS) bei komplizierten Schädelhirntraumen unbedingt der Vorzug gegenüber einer Probefreilegung zu geben, da diese in vielen Fällen nicht geeignet ist, die entscheidenden Verletzungsfolgen aufzudecken. Die Durchführung einer Carotisangiographie in Lokalanaesthesie ist durchaus in einer entsprechend ausgerüsteten konservativen Abteilung möglich. Schwierigere Fälle, die Narkose erfordern, und die Vertebralisdarstellung, die percutan nur in Narkose möglich ist und bei Freilegung ein steriles Arbeiten erfordert, bleiben den operativen Fachkliniken mit Anaesthesieabteilung vorbehalten.

B. Angiographische Differentialdiagnose des apoplektischen Insultes

Wie anfangs bereits erwähnt, verstehen wir unter einem apoplektischen Insult einen Vorgang, der mit akuten Störungen des Bewußtseins und mit cerebralen Herdzeichen einhergeht. Der Schlaganfall oder Hirnschlag stellt also entgegen anderen Meinungen ein rein klinisches Syndrom dar und darf nicht mit dem Begriff der Hirnblutung oder der Gefäßruptur gleichgesetzt werden, wie es auch H. E. KEHRER in seiner kürzlich erschienenen Monographie „Die cerebrale Gefäß-Sklerose" nochmals ausdrücklich betont hat. Es kommen also zahlreiche Ursachen in Frage, die zum klinischen Bild des apoplektischen Insultes führen. In dieser Arbeit sollen nur alle diejenigen Prozesse beschrieben werden, die vom Verfasser an über 2000 selbst durchgeführten Angiographien und zahlreichen weiteren Hirngefäßkontrastdarstellungen an der Chirurgischen Universitätsklinik Münster (Westf.) beobachtet werden konnten. Alle diese Patienten boten ein typisches Bild eines Schlaganfalles oder waren vorher anderweitig unter der Diagnose Apoplexie behandelt. Bei dem größten Teil wurde die Erkrankung mit irgendeinem Unfallvorgang in Zusammenhang gebracht. Es kommen also ursächlich folgende Krankheitsbilder in Frage:

1. Rhexisblutungen (bei der Hypertonie, intracerebrale Hämatome, extracerebrale Hämatome, Subarachnoidalblutungen aus kongenitalen, degenerativen, traumatischen und embolisch-mykotischen Aneurysmen, Angiomen und Rindentumoren);

2. Diapedeseblutungen (bei hämorrhagischen Diathesen, hämorrhagischen Encephalitiden und Intoxikationen);

3. Organische, funktionelle und traumatische Durchblutungsstörungen;

4. Stumpfe gedeckte Schädeltraumen;

5. Nicht gefäßbedingte Ursachen, die ebenfalls unter dem klinischen Bild eines apoplektischen Insultes verlaufen können (Tumoren, Metastasen, Entzündungen, Abscesse, degenerative Hirnerkrankungen, Epilepsie mit fehlenden tonisch-klonischen Phasen).

An Hand praktischer Beispiele sollen die einzelnen Krankheitsbilder erläutert werden, die durch die klinische Untersuchung nicht zu klären waren und bei denen die cerebrale Angiographie wesentlich bessere Beurteilungsmöglichkeiten schaffte. Insbesondere bei jedem apoplektischen Geschehen im jüngeren und mittleren Lebensalter ist eine Hirngefäßkontrastdarstellung unbedingt zu empfehlen, um zu einem gerechten Urteil für den Versicherten und Versicherungsträger zu gelangen.

1. Intrakranielle Rhexisblutungen

Unter *Massenblutung* im engeren Sinne (SCHEID) verstehen wir eine Rhexisblutung in gesundes Hirngewebe auf dem Boden der hypertonischen Gefäßerkrankung, der Hyalinose (SCHOLZ) bzw. Arteriosklerose (ASCHOFF und RÜHL). Durch viele grundlegende Arbeiten (HILLER, SPATZ, ANDERS und EICKE u. a.) ist die Pathogenese der Massenblutung bei organischer Gefäßwandveränderung und erhöhtem Blutdruck geklärt. Es ist meist eine Arterie (besonders eine der Aa. lenticulo-striatae), aus der es durch Einriß zu einer Blutung in die Hirnsubstanz kommt und diese verdrängt oder zerstört wird. Das Blut breitet sich in Richtung des geringsten Widerstandes aus und kann bis zur Hirnoberfläche und in die Ventrikel durchbrechen. Gewisse Prädilektionsstellen für Massenblutungen sind das Putamen-Claustrum-Gebiet, die Marklager der Großhirnhemisphären und der Pons. Bis jetzt nicht endgültig geklärt ist die Pathogenese des essentiellen Hochdrucks, dessen gefürchtete Komplikation mit hoher Mortalität eben die cerebrale Massenblutung darstellt, und die Ätiologie der Arteriolosklerose.

a) Spontane intracerebrale Hämatome

Neben dem apoplektischen Insult bei der Hypertonie erleben wir aber vereinzelt immer wieder eine intracerebrale Massenblutung bei normalem Blutdruck und fehlender Gefäßsklerose. Gerade diese spontanen Hämatome sind einer erfolgreichen chirurgischen Therapie zugänglich. Für einen Teil derselben kommen ursächlich angiographisch nachweisbare Gefäßmißbildungen in Frage. Einzelne Fälle beruhen auf Mikroangiomen des Gehirns, wie sie kürzlich GERLACH und JENSEN beschrieben haben. Bei einem großen Teil aber findet sich weder angiographisch noch autoptisch eine Ursache.

Bei einem 22jährigen Schreiner fanden wir ein über enteneigroßes intracerebrales Hämatom ohne ersichtliche Ursache. Der Patient war früher nie krank gewesen. Zwei Tage vor der Einweisung bemerkten die Eltern, daß er nach dem Wecken nicht richtig wach wurde, nur unverständlich sprach und die rechte Körperseite weniger bewegte. Erbrechen trat auf. Mit der rechten Hand zuckte er mehrere Male. Die interne Abteilung des Heimatkrankenhauses vermutete einen Hirntumor mit apoplektischem Insult, da der Blutdruck (RR 120/75) normal war. Bei der Aufnahme war der Patient somnolent, desorientiert und wies starke allgemeine Hirndrucksymptome mit Bradykardie und beginnender Stauungspapille auf. Neurologischerseits[1] bestand eine leichte rechtsseitige Hemiparese. Auf den linksseitigen Carotisangiogrammen war die A. cerebri ant. im Vorderbild um Fingerbreite verdrängt. Auf dem seitlichen Arterio- und Phlebogramm (Abb. 1) fand sich ein größerer gefäßarmer Bezirk mit Überdehnung der Randgefäße im hinteren Parietalbereich. Bei der Operation konnte subcortical unter dem Gyrus parietalis inferior ein Hämatom entleert werden. Eine Ursache für die Blutung war nicht zu eruieren. Eine Gefäßmißbildung war auf den Angiogrammen nicht zu erkennen. Drei Wochen nach der Operation konnte der Patient geheilt entlassen werden.

Eine weitere früher gesunde 27jährige Frau erkrankte akut an Bewußtseinsstörungen, Sehverschlechterung und latenter linksseitiger Hemiparese. Die Blutdruckwerte waren normal (RR 110/80). Auf den rechtsseitigen Angiogrammen war die A. cerebri ant. im ap-Strahlengang nach links verdrängt. Im Seitenbild (Abb. 2) war die Mediagruppe stark angehoben. Der gesamte Temporalbereich war fast gefäßfrei. Bei der Kraniotomie fand sich ein hühnereigroßes Hämatom im Marklager des Temporalhirnes. Nach Ausräumung desselben erholte sich die Patientin schnell und konnte geheilt entlassen werden. Auch bei dieser Kranken war eine Gefäßmißbildung nicht zu objektivieren gewesen.

---

[1] Die neurologischen Befunde verdanken wir der Universitäts-Nervenklinik Münster/Westf. (Direktor: Prof. Dr. F. MAUZ) und die ophthalmologischen Befunde der Universitäts-Augenklinik Münster/Westf. (Direktor: Prof. Dr. W. RIEHM).

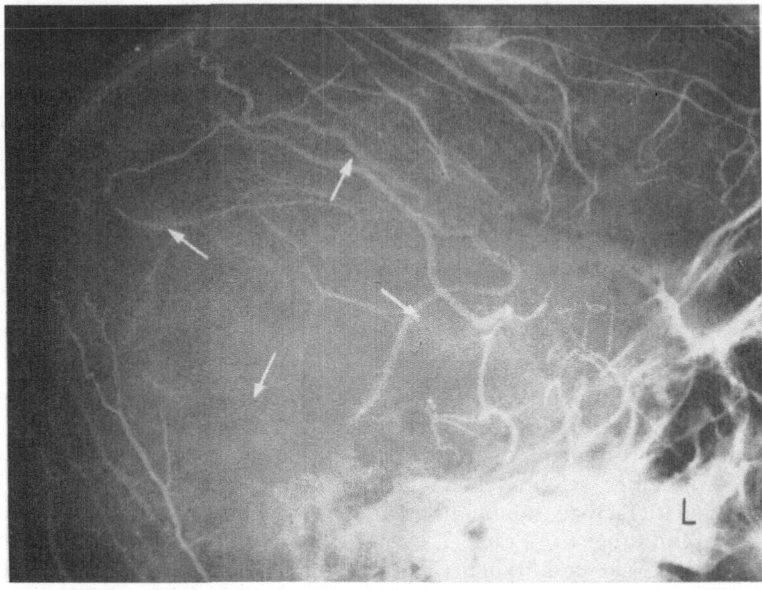

Abb. 1. Spontanes intracerebrales Hämatom im hinteren linken Parietalbereich bei einem 22-jährigen Schreiner. Das Vorderbild wies lediglich eine Verdrängung der A. cerebri ant. zur Gegenseite auf. Das seitliche Arterio- und Phlebogramm (↑ ↓) zeigen einen gefäßarmen Bezirk mit Überdehnung der Randgefäße im hinteren Parietalhirn. Eine Ursache für das Hämatom war nicht nachweisbar. Nach operativer Beseitigung wurde der Patient geheilt

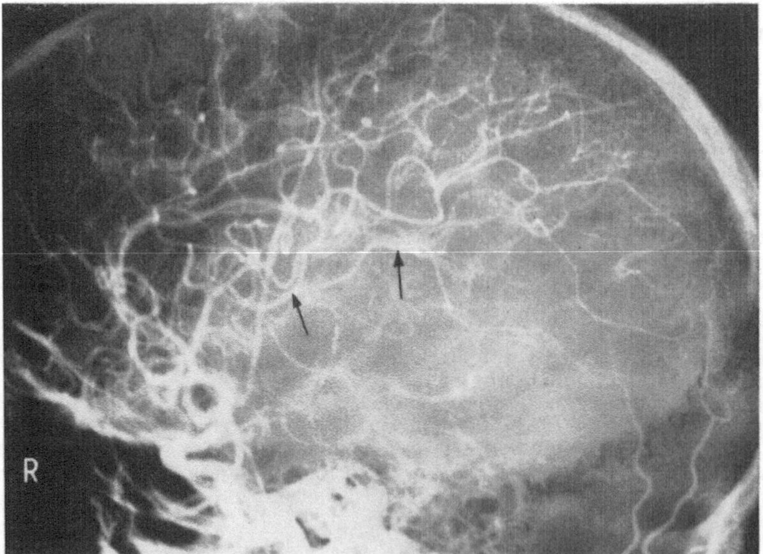

Abb. 2. Hühnereigroßes spontanes Hämatom im Marklager des rechten Schläfenhirnes bei einer 27 jährigen Frau. Die Sylvische Gefäßgruppe ist stark angehoben (↑ ↑). Der gesamte Temporalbereich ist fast gefäßfrei. Eine Gefäßerkrankung ist nicht zu objektivieren. Nach Entfernung des Hämatoms trat eine vollständige Heilung ein

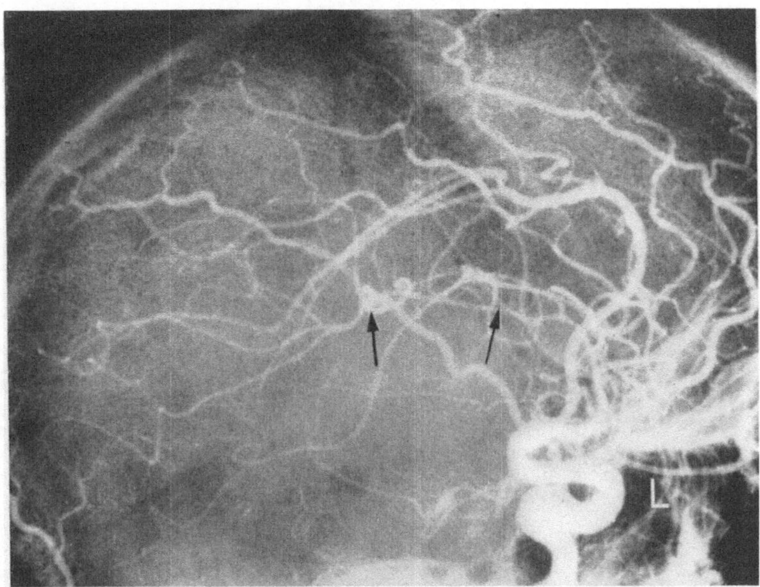

Abb. 3. Spontanes intracerebrales Hämatom im Marklager des linken Schläfenlappens bei einer 49jährigen Frau mit Hypertonie. Die A. cerebri med. im Inselabschnitt maximal aufwärts verdrängt (↑ ↑). Der gesamte Temporalbereich ist gefäßfrei. Deutliche Kaliberschwankungen als Ausdruck der Gefäß-Sklerose sind besonders an der A. pericallosa nachweisbar. Die Hämatomentfernung brachte nur eine temporäre Besserung

Im Gegensatz zu den spontanen intracerebralen Hämatomen bei normalen Blutdruckwerten ist die Prognose bei Hochdruckkranken wesentlich ungünstiger. Bei diesen verlaufen die apoplektischen Symptome stürmischer. Der Erkrankte wird meist komatös.

Eine 49jährige Frau, bei der seit mehreren Jahren ein Hypertonus bekannt war, hatte seit längerer Zeit über stärkere Kopfschmerzen zu klagen. Am Abend des 1. 2. 1960 nach einer geschäftlichen Erregung klagte sie über heftige Kopfschmerzen und wurde bewußtlos. Die letzten Tage vorher hatte sie starken Durst gehabt und viel getrunken. Bei der Aufnahme am 2. 2. 1960 war sie tief komatös. RR 200/95. Temperatur 38,5. Beide Pupillen waren weit. Die Beinreflexe waren rechts gesteigert. Am Augenhintergrund beiderseits Übergangsfundus mit verengten Arterien und einzelnen Blutungsherden. Auf den linksseitigen Carotisangiogrammen (Abb. 3) war die A. cerebri ant. um Daumenbreite nach rechts verdrängt. Auf dem Seitenbild waren die Äste der A. cerebri media, die im Inselabschnitt ein auffällig dünnes Kaliber aufwiesen, maximal kranialwärts verlagert. Der gesamte Temporalbereich war fast gefäßfrei. An der kaliberstarken vorderen Hirnarterie waren einzelne Einengungen nachweisbar. Bei der sofortigen temporalen Kraniotomie konnten durch Punktion 70 cm³ nicht geronnenes Blut aus dem Marklager des Schläfenlappens aspiriert werden. Postoperativ besserte sich der Allgemeinzustand zunächst. Die Patientin reagierte wieder auf Schmerzreize. An unbeeinflußbaren Zwischenhirnstörungen mit zentraler Hyperthermie kam die Patientin am 3. Tage ad Exitum.

b) Traumatische intracerebrale Hämatome

Während die ersten drei Fälle ein Trauma in der Vorgeschichte nicht aufweisen, handelt es sich bei dem nächsten Erkrankten um ein traumatisches intracerebrales Hämatom. Diese Hämatome sind in der Mehrzahl

im Schläfenlappen und zum geringeren Teil im Stirnhirn lokalisiert, wie
es auch FRIEDMANN, SCHMIDT-WITTKAMP und WALTER beobachteten.
Sie führen bei akutem Verlauf sogleich nach einem Schädeltrauma zu
einer Zunahme der Bewußtseinsstörung, zu Herdzeichen und zu allge-

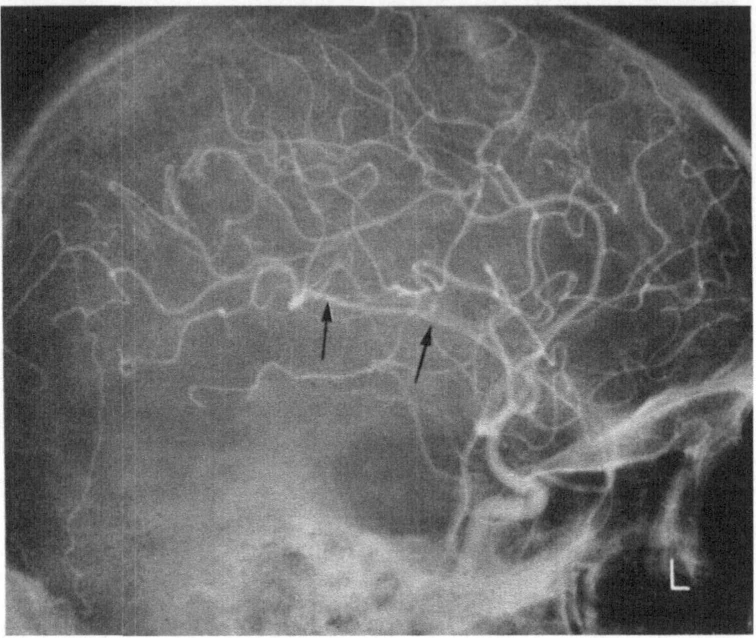

Abb. 4. Traumatisches intracerebrales Hämatom im linken Schläfenlappen bei einem
39jährigen Mann nach einem Schädeltrauma mit Fissur im linken os temporale. Der apoplektische Insult erfolgte nach einem Interwall von 24 Stunden. Auf dem seitlichen Arteriogramm ist die Mediagruppe stark angehoben (↑ ↑). Nach Entfernung der traumatischen
Blutung trat eine spontane Besserung ein

meinen Drucksymptomen. Bei protrahiertem Verlauf können die Verletzten vorübergehend beschwerdefrei werden, um nach einem Intervall
wieder apoplektiform zu erkranken. Die Art des Verlaufes richtet sich
nach der Größe der Gefäßverletzung und des stets vorhandenen Kontusionsherdes.

Ein 39jähriger Mann kam bei einer Schlägerei zu Fall und schlug mit der linken
Kopfseite auf. War kurze Zeit benommen, konnte dann aber noch allein nach Hause
gehen. Am nächsten Tage wurde er akut bewußtlos. Da sowohl den Angehörigen als
auch dem zugezogenen Arzt von dem Unfall nichts bekannt war, erfolgte die Einweisung wegen Verdachtes auf eine spontane Subarachnoidalblutung, da eine leichte
Nackensteifigkeit bestand. Neurologischerseits waren bei dem komatösen Patienten
lediglich die rechten Beinreflexe gesteigert. Die Schädelleeraufnahmen zeigten eine
Schläfenbeinfissur. Auf den linksseitigen Carotisangiogrammen war der laterale
Gabelschenkel deutlich angehoben. Das Seitenbild (Abb. 4) wies eine Anhebung der
Mediagruppe auf, so daß es sich um ein vorderes Schläfenlappenverdrängungs-
syndrom handelte. Nach Anlage eines temporalen Bohrloches konnte ein intracerebrales Hämatom von 30 cm³ durch Punktion entleert werden. Mit der Entfernung der traumatischen Blutung besserte sich der Verletzte spontan und war
nach drei Wochen beschwerdefrei.

Diese Beispiele zeigen also, daß die umschriebenen intracerebralen spontanen Massenblutungen und traumatischen Hämatome, die wie ein Tumor zur Verdrängung der Hirnsubstanz führen, durchaus in den Fällen operativ mit Erfolg angegangen werden können, die keinen Hochdruck aufweisen. Die Ursache der spontanen Hämatome bleibt in der Mehrzahl ungeklärt. In einzelnen Fällen konnten kleinste Angiome nachgewiesen werden, für die GERLACH die Bezeichnung „Mikroangiome" empfohlen hat, wobei dieser Begriff bewußt als ein klinischer gewählt und die morphologische Einordnung der Gefäßmißbildungen unberücksichtigt gelassen wurde. Angiographisch imponieren die intracerebralen Hämatome wie Tumoren, die keine Gefäßanfärbung aufweisen. Eine Abgrenzung gegenüber den Geschwülsten ist also nicht sicher möglich und erst durch die Operation zu erbringen. Eine Massenblutung kann vermutet werden, wenn neben der Gefäßverdrängung ein arteriosklerotischer Gefäßprozeß auf den Kontrastbildern nachweisbar ist. Die Prognose dieser Blutungen bei bestehendem Hochdruck ist wesentlich ungünstiger. Klinisch äußert sich der Beginn eines apoplektischen Insultes durch eine Massenblutung häufig durch anfängliche heftige Kopfschmerzen und Erbrechen, wie es schon ARING und MERRIT 1933 beschrieben haben. Besonders auffällig sind diese Symptome, wenn es zu einem Durchbruch in den Subarachnoidalraum oder das Ventrikelsystem kommt.

c) Tumorbedingte intracerebrale Hämatome

Spontane intracerebrale Hämatome und dadurch bedingte apoplektische Insulte können auch durch maligne Hirngeschwülste (sogenannte apoplektische Gliome) und Carcinommetastasen infolge Zerfalles oder Gefäßarrosion erfolgen. Der Tumor kann dann entweder innerhalb der Blutung gefunden werden oder umgibt die Blutungshöhle als Mantel. Als Beispiele mögen ein Glioblastoma multiforme und eine Bronchialcarcinommetastase dienen.

Ein 64jähriger Mann erkrankte drei Monate vor der Aufnahme akut an einer rechtsseitigen Hemiparese und Aphasie und wurde somnolent. Wegen des Alters wurde ein apoplektischer Insult angenommen und eine konservative Behandlung mit hypertonischen Lösungen und Euphyllin durchgeführt. Dadurch konnte zunächst eine Aufhellung des Sensoriums erzielt werden. Als sich dazu Jackson-Anfälle einstellten, erfolgte die Einweisung zur Angiographie. Bei dem kachektischen soporösen Mann fand sich eine rechtsseitige komplette spastische Hemiparese, eine Aphasie und eine Stp. von 1,5 Dptr. beiderseits. RR 120/80. Auf den linksseitigen Carotisangiogrammen (Abb. 5) färbte sich fronto-parieto-temporo-median ein mandarinengroßer Tumor durch pathologische Gefäße an. Insbesondere waren die Rindengefäße vermehrt. Um den Tumor herum verlief ein gefäßfreier Raum. Die nur ganz schwach gefüllte A. cerebri ant. war sichtlich nach rechts verdrängt. Eine Operation war schon wegen des Allgemeinzustandes nicht mehr indiziert. Nach fünf Tagen kam der Patient ad Exitum. Bei der Sektion[1] wurde ein apoplektisches Glioblastoma multiforme mit Blutungen, Nekrosen und einem umgebenden Hämatom gefunden. Das Gefäßsystem wies nur eine geringe Lipoidose der Aorta und Beckenarterien auf. Die Hirngefäße zeigten keine Arteriosklerose.

Eine 38jährige früher stets gesunde Frau erkrankte nach einer Radtour durch die kalte Winterluft akut an starken Kopfschmerzen, Erbrechen, leichter rechtsseitiger

---

[1] Die pathologisch-anatomischen Befunde verdanken wir dem Pathologischen Institut der Universität Münster/Westf. (Direktor: Prof. Dr. W. GIESE).

Hemiparese und wurde somnolent. Wegen eines „Schlaganfalles" wurde sie in einem Landkrankenhaus aufgenommen. Als sie sich nach zwei Wochen nicht besserte, erfolgte die Einweisung zur Klärung der Diagnose, da eine augenärztliche Untersuchung eine Stauungspapille ergeben hatte. Auf den linksseitigen Carotis-angiogrammen (Abb. 6) war die A. cerebri ant. um Zweifingerbreite nach rechts verdrängt. Auf dem Seitenbild färbte sich im hinteren Schläfenlappenbereich ein kleiner Tumor durch Kontrastmittel an. Die umgebenden Gefäße waren verdrängt und überstreckt. Bei der Operation fand sich ein mandarinengroßes Hämatom und der darin gelegene Tumor, dessen histologische Untersuchung eine Metastase eines soliden Carcinoms ergab. Die Beseitigung konnte nur einen temporären Erfolg zeitigen. An multipler Metastasierung in die parenchymatösen Abdominalorgane kam die Patientin ad Exitum. Bei der Sektion wurde ein kleines Bronchial-Ca als Primärtumor erkannt.

Auf spezielle Eigenarten angiographischer Befunde bei Hirngeschwül-sten und Metastasen wird später genauer eingegangen.

Rhexisblutungen in die Liquorräume lassen sich klinisch nicht grund-sätzlich von den Massenblutungen trennen, da die Übergänge fließend sind und sie bei entsprechender Ausdehnung auch einen apoplektischen Beginn aufweisen. Sie entstehen entweder durch Übertritt von Blut aus einer Massenblutung in die subarachnoidalen Liquorräume bzw. in die Ventrikel oder durch Blutungen aus Gefäßmißbildungen, skleroti-schen Gefäßrupturen oder zerfallenden Rindentumoren. Die spontane Subarachnoidalblutung ähnelt der Massenblutung vielfach so sehr, daß eine klinische Unterscheidung nicht möglich ist. Wegen des meist plötzlichen Beginnes mit heftigen Kopfschmerzen, Bewußtlosigkeit und Herdzeichen an Hirnnerven und Rindenzentren ist die Bezeichnung „meningeale Apoplexie" sehr zutreffend. Die Zeichen eines Meningismus mit Nackensteifigkeit und positivem Kernig, der Vagusreiz mit Er-brechen sowie der blutige Liquor weisen auf die Diagnose hin. Im weiteren Verlauf können zentrale Hyperthermie, Resorptionsfieber, Glykosurie, Albuminurie und Acetonurie auftreten.

d) Aneurysmablutungen

Durch die cerebrale Angiographie kann in der Mehrzahl der Fälle (in unserem Krankengut bei etwa 80%) die Art und Lokalisation der Blutungsquelle eruiert werden, was für die einzuschlagende Behandlung von entscheidender Wichtigkeit ist. Über die Erfahrungen bei unseren Patienten wurde 1957 von SUNDER-PLASSMANN und TIWISINA berichtet. Als Entstehungsursache der Meningealapoplexie kommt in der Mehrzahl der Fälle ein rupturiertes arterielles Aneurysma in Frage (64% eigene Krankenschar, 50% nach DECKER, 70% nach WALTON, NORLEN und FALCONER). Die nichttraumatischen sackförmigen Aneurysmen sind entweder kongenital oder entzündlichen bzw. degenerativen Ursprungs infolge Verminderung der Resistenz der Gefäßwand. Die ersteren finden sich hauptsächlich an den Teilungsstellen der Gefäße des Circulus arteriosus Willisi. FORBUS (1930) wies an diesen einen mangelhaften Bau der Arterienwand mit Defekten in der Muscularis nach. Neben diesen angeborenen, auf einer Minderwertigkeit der Gefäßwand beruhenden Aneurysmen werden die auf infektiös-embolischer und arterioskleroti-scher Grundlage entstandenen sehr viel seltener angetroffen. Die sack-

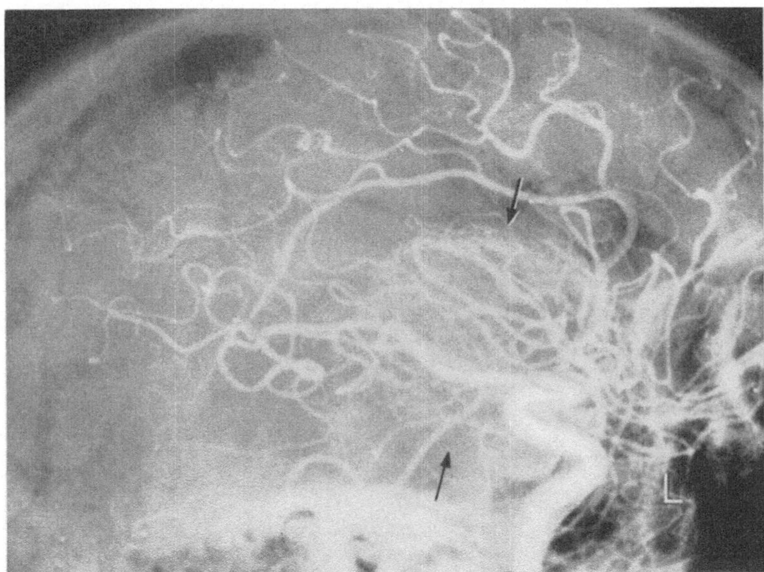

Abb. 5. Apoplektisches Glioblastoma multiforme mit Blutungen, Nekrosen und einem umgebenden Hämatom im linken Fronto-Temporo-Parietalbereich bei einem 64jährigen Mann, der apoplektiform erkrankt war. Der Tumor hatte die oralen Stammganglien bereits infiltriert. Die Tumorzirkulation erfolgt sichtlich beschleunigt. In der arteriovenösen Phase ist die Masse des Kontrastmittels schon aus dem Tumor abgeflossen

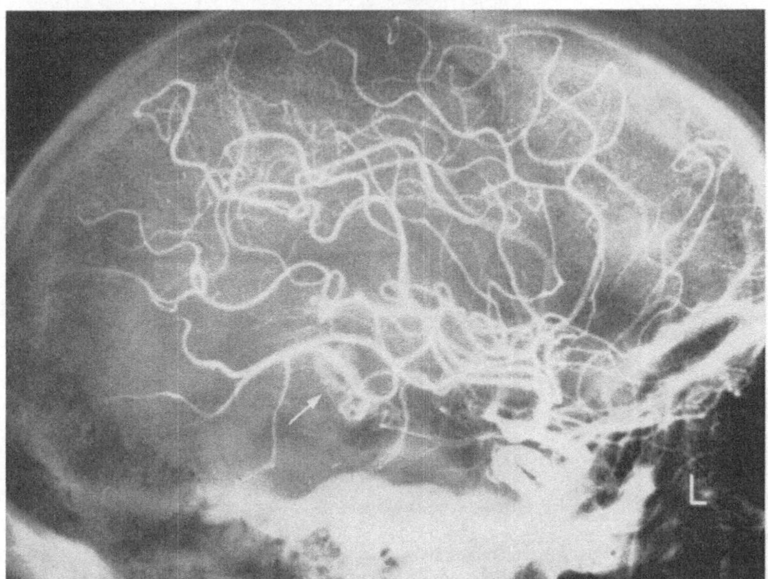

Abb. 6. Brochialcarcinommetastase (↑) im linken Schläfenlappen mit umgebendem Hämatom. Die umgebenden Gefäße des angefärbten Tumors sind verdrängt und überstreckt. Der „Schlaganfall" war nicht die Folge einer anstrengenden Radtour, sondern des intracerebralen Tumorhämatoms

förmigen Aneurysmen kommen auch in der Mehrzahl vor (eigene Fälle
10%, CRAWFORD 12%). Typische Befunde und Verläufe sollen an Hand
einiger Fälle beschrieben werden.

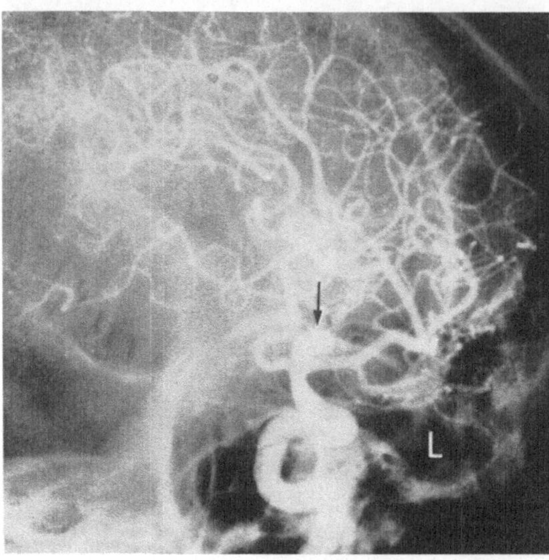

Abb. 7. Sackförmiges kongenitales Aneurysma an der Teilungsgabel der linken A. carotis int. bei einem 11jährigen Mädchen, welches bewußtlos liegend aufgefunden wurde. Das Aneurysma stellt sich vor allem im schrägen Strahlengang dar ($\downarrow$). Der Insult war nicht die Folge eines Sturzes, sondern einer spontanen Subarachnoidalblutung. Der zweiten Meningealapoplexie ist das Kind erlegen

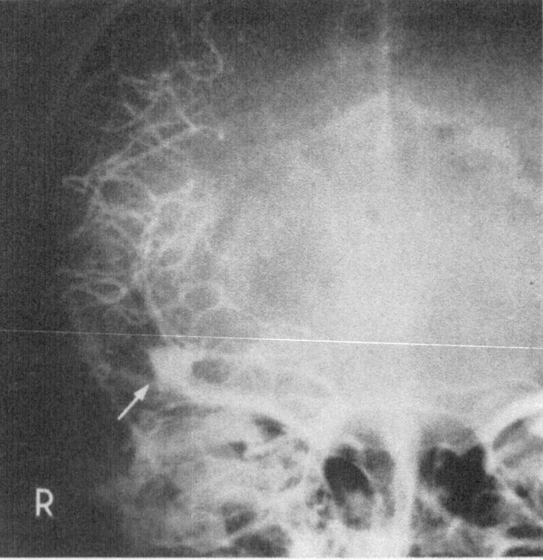

Abb. 8a. Bohnengroßes kongenitales Aneurysma an der Teilung der rechten A. cerebri med. in die Sylvische Gruppe bei einer 37jährigen Frau nach einer Meningealapoplexie. Infolge Druckgefälles ist die rechte A. cerebri ant. von der Gegenseite her gefüllt. Die Blutungsquelle wurde durch Ligatur des Aneurysma beseitigt. Der „häusliche Unfall" erfolgte durch eine spontane Subarachnoidalblutung

Ein 11jähriges Mädchen erkrankte auf dem Kirchweg akut an heftigen Kopfschmerzen, wurde bewußtlos liegend aufgefunden und hatte erbrochen. Es bestand
eine leichte Nackensteife und eine Ptose des linken Oberlides. Der Liquor war
blutig. Nach acht Tagen kehrte das Bewußtsein zurück. Als das Kind beschwerdefrei
war, ergab die linksseitige Carotisangiographie ein sackförmiges Aneurysma an der
Teilungsgabel, besonders deutlich zu erkennen im schrägen Strahlengang (Abb. 7).

Die Kont rastdarstellung der Gegenseite ließ eine freie Durchgängigkeit der A. communicans ant. mit Füllung des gesamten Großhirnkreislaufes nachweisen. Einer zweiten Massenblutung nach zwei Wochen erlag das Kind.

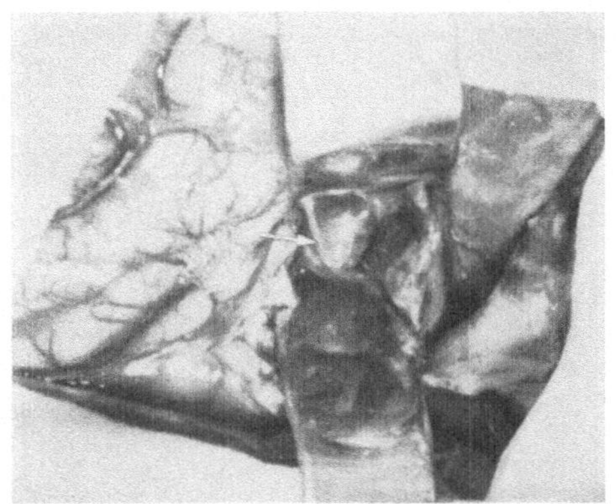

Abb. 8b. Situs unter der Operation: Das Aneurysma (→) ist nach Incision der ersten Schläfenwindung isoliert. Durch Ligatur wird die Patientin geheilt

Die Prognose der rezidivierenden Blutung aus einer Aneurysmaruptur ist stets ungünstig. An unserem Krankengut kamen bei konservativer Behandlung noch während des Klinikaufenthaltes über die Hälfte ad Exitum. Es ist deshalb verständlich, daß nach Möglichkeit eine Ausschaltung der Blutungsquelle anzustreben ist. Auf operativem Wege bestehen dazu hauptsächlich zwei Verfahren. Die eine Methode, die Ligatur der A. carotis interna, soll durch das Sistieren des Blutstromes eine günstige Voraussetzung für eine spontane Thrombosierung des Aneurysma schaffen. Sie ist nur anwendbar bei Aneurysmen unterhalb der Teilungsgabel der A. carotis interna, wenn eine ausreichende Kollateraldurchblutung von der Gegenseite erfolgt. Das beste Verfahren ist der direkte Verschluß des Aneurysmahalses durch Ligatur oder Klippung, wie es der nächste Fall zeigt.

Eine 37jährige Frau, die seit vier Wochen unter migräneartigen rechtsseitigen Kopfschmerzen litt, wurde bewußtlos in ihrer Wohnung aufgefunden. Bezüglich des „Unfallereignisses" bestand eine retrograde Amnesie. Als sie nach zwei Tagen wieder ansprechbar wurde, konnte sie lediglich angeben, daß ihr „schwarz vor den Augen geworden sei". Es bestand eine linksseitige Hemiparese, eine Nackensteifigkeit und eine Pupillendifferenz, rechts weiter als links, sowie eine Stp. beiderseits. Nachdem die Patientin beschwerdefrei war und die neurologische Symptomatik geschwunden war, führten wir die Carotisangiographie durch. Auf den linksseitigen Hirngefäßkontrastbildern (Abb. 8a) füllte sich ein bohnengroßes Aneurysma an der Teilung der A. cerebri media in die Sylvische Gefäßgruppe. Die A. cerebri ant. stellte sich von links her doppelt dar. Das Aneurysma wurde durch eine Ligatur ausgeschaltet. Wir benutzten dazu den von TÖNNIS und WALTER empfohlenen Zugang durch die erste Schläfenwindung parallel zur Fissura Sylvii. Abb. 8b zeigt den Situs mit dem Aneurysma unter der Operation. Der Eingriff wurde komplikationslos überstanden. Die Patientin konnte nach vier Wochen geheilt entlassen werden.

Das nächste Angiogramm (Abb. 9) zeigt an der gleichen Lokalisation zwei bohnengroße Aneurysmen bei einem 31jährigen Landwirt, der früher stets gesund war und bei schwerer Arbeit plötzlich heftige Kopfschmerzen und Schwindelgefühle bekam. Er wurde dann bewußtlos und mußte erbrechen. Innerhalb eines dreiwöchigen Krankenhausaufenthaltes wurde er wieder beschwerdefrei. Vier Wochen später stellte sich ein zweiter apoplektischer Insult mit zentraler Facialisparese links und partieller Ophthalmoplegie rechts ein. Nach diesem Insult wurde er zur Klärung der Ursache eingewiesen. Die vorgesehene Operation der Aneurysmen konnte nicht mehr durchgeführt werden, da der Patient einer dritten Massenblutung erlag. Bei

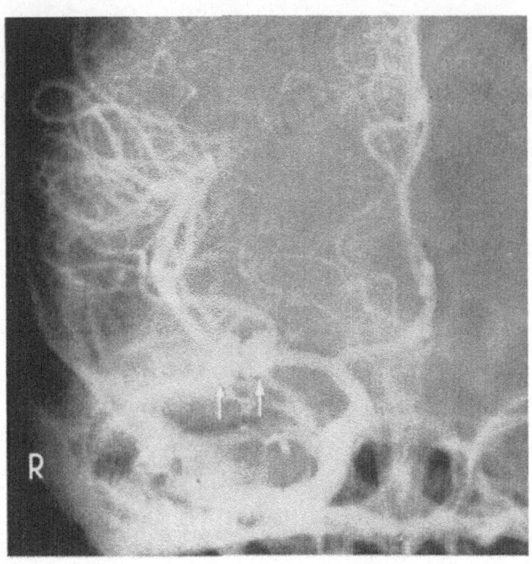

Abb. 9. An der gleichen Lokalisation 2 bohnengroße kongenitale Aneurysmen bei einem 31jährigen Mann. Der Patient erlag der 3. Massenblutung. Ein Zusammenhang mit einer schweren ungewohnten Arbeit mußte für die Berufsgenossenschaft abgelehnt werden

der Sektion wurde eine massive Rupturblutung in die Rinden- und Marksubstanz des rechten Temporallappens und hämorrhagische Erweichung der Hirnsubstanz im Blutungsbereich sowie ein Haematocephalus internus infolge Einbruches der Blutung in den rechten Seitenventrikel festgestellt. Ein Unfallzusammenhang mußte von uns wie bei allen Forbusschen Aneurysmen abgelehnt werden.

Der Lokalisation nach verteilen sich die Aneurysmen auf die A. communicans ant., A. communicans post., A. carotis interna, A. cerebri media, A. cerebri ant., A. cerebri post. und A. basilaris.

e) Traumatische Aneurysmen

Gegenüber den nichttraumatischen Aneurysmen stellen die unfallbedingten ein seltenes Ereignis dar. Im Laufe der letzten drei Jahre hatten wir lediglich dreimal Gelegenheit, traumatische Aneurysmen der Carotis interna und ihrer Äste zu beobachten. In einem Falle resultierte ein traumatischer Diabetes insipidus, welcher durch Carotisligatur geheilt werden konnte. Der zweite führte ein Jahr nach einem schweren Schädelhirntrauma zu einem tödlichen apoplektischen Insult infolge Massenblutung nach Ruptur des Gefäßsackes.

Es handelte sich um einen 26jährigen Schmiedemeister, der im akuten tiefen Hirnkoma infolge frischer Massenblutung aus einem rupturierten traumatischen Aneurysma unterhalb der Teilungsgabel der li. A. carotis interna mit Haematocephalus internus und subarachnoidalem Hämatom an der Hirnbasis eingeliefert wurde. Er hatte ein Jahr vorher bei einem Motorradunfall eine schwere Schädelhirnverletzung mit ausgedehnten Frakturen der vorderen und mittleren Schädelbasis erlitten. Die Folgen des Unfalles waren bis auf linksseitige Augenmuskelstörungen und leichtere Kopfschmerzen abgeklungen. Der Insult durch die Ruptur des Aneurysma erfolgte ohne ersichtlichen Grund. Abb. 10 zeigt das hühnereigroße arterielle Aneurysma an der Schädelbasis in Höhe des Türkensattels vom Endabschnitt des Carotissyphons ausgehend. Die linksseitigen Hemisphärengefäße waren nicht mit Kontrastmittel gefüllt. Die rechtsseitigen Angiogramme zeigten eine erhebliche Überdehnung der A. cerebri ant. mit homolateraler Verdrängung.

Am Tage nach dem Insult kam der Patient ad Exitum. Die Sektion bestätigte die Diagnose.

Ein traumatisches sackförmiges Aneurysma der Hirnrinde nach Impressionsfraktur, Duraverletzung und Hirnrindenkontusion zeigt der Fall eines 19jährigen

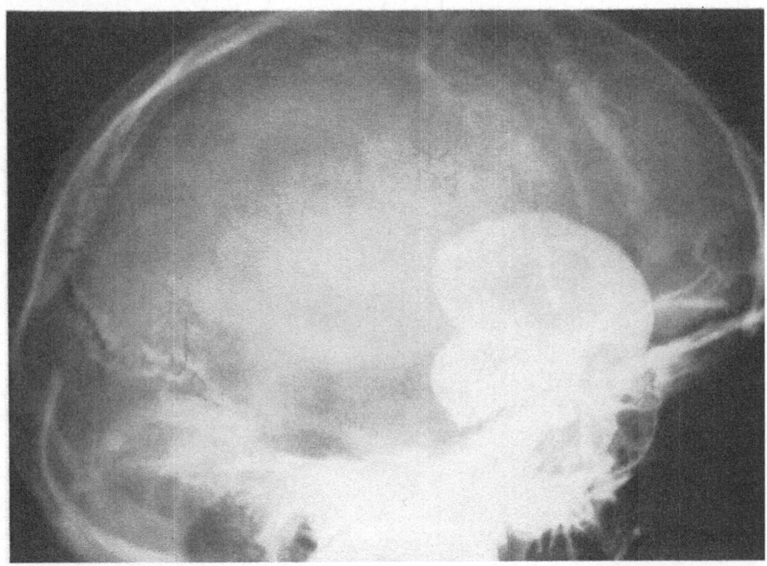

Abb. 10. Traumatisches Aneurysma der linken A. carotis int. am Hirngrund nach ausgedehnten Frakturen vor 1 Jahr. Infolge frischer Massenblutung aus einer Ruptur mit Haematocephalus internus und subarachnoidalem Hämatom an der Hirnbasis kam der 26jährige Mann ein Jahr nach dem schweren Schädeltrauma ad Exitum

Maurers, der auf dem Heimwege mit seinem Motorrad verunglückte. Er war zunächst bewußtlos, hatte keine äußeren Verletzungszeichen. Am nächsten Tage wurde er wieder ansprechbar, nach zwei Tagen aber erneut komatös. Wegen begründeten Verdachtes auf epi- oder subdurale Blutung erfolgte die Einweisung. Die Leeraufnahmen des Schädels zeigten eine Fraktur des linken Schläfenbeines, welche die Verdachtsdiagnose nur bestärkte. Auf den linksseitigen Carotisangiogrammen (Abb. 11) waren aber keine sicheren Gefäßverlagerungen nachweisbar. In der Rinde des hinteren temporo-parietalen Übergangsgebietes stellte sich ein erbsgroßes Aneurysma dar. Bei der Operation fand sich eine Impression des Os temporale. Darunter war die Dura in Ausdehnung von 4 cm Länge aufgeschlitzt. Unterhalb derselben lag ein kastaniengroßer Kontusionsherd, in dem das Aneurysma isoliert und ligiert werden konnte. Das Fehlen einer vorhergegangenen Subarachnoidalblutung als auch insbesondere die genaue lokalisatorische Übereinstimmung mit der Knochen-, Dura- und umschriebenen Hirnverletzung sprachen überzeugend für eine traumatische Entstehung des sackförmigen Aneurysma. Nach der Operation mit Ligatur des Aneurysma und Entfernung des Kontusionsherdes trat eine völlige Restitution ein.

Mit traumatischen Aneurysmen an den großen Hirnschlagadern ist nach KRAULAND vor allem an den Lieblingsstellen der Schlagaderverletzungen bei stumpfen Gewalteinwirkungen zu rechnen, nämlich an den Aa. carotides cerebrales, Aa. vertebrales und A. basilaris sowie den Aa. cerebri anteriores, soweit sie im Bereich der Augenhöhlendächer direkt gezerrt und verletzt werden können. Daß aber auch Aneurysmen nach direkten Verletzungen der Hirnrinde bei Impressionsfrakturen auftreten können, wird durch den 3. Fall überzeugend dargelegt. Zwei ähnlich gelagerte Rindenaneurysmen (60- und 73jähriger Mann) wurden von KRAULAND bei Sektionen beobachtet. Bei unseren drei geschilderten Fällen waren die strengen Maßstäbe voll und ganz erfüllt, die bei der Anerkennung eines traumatischen Aneurysma anzulegen sind.

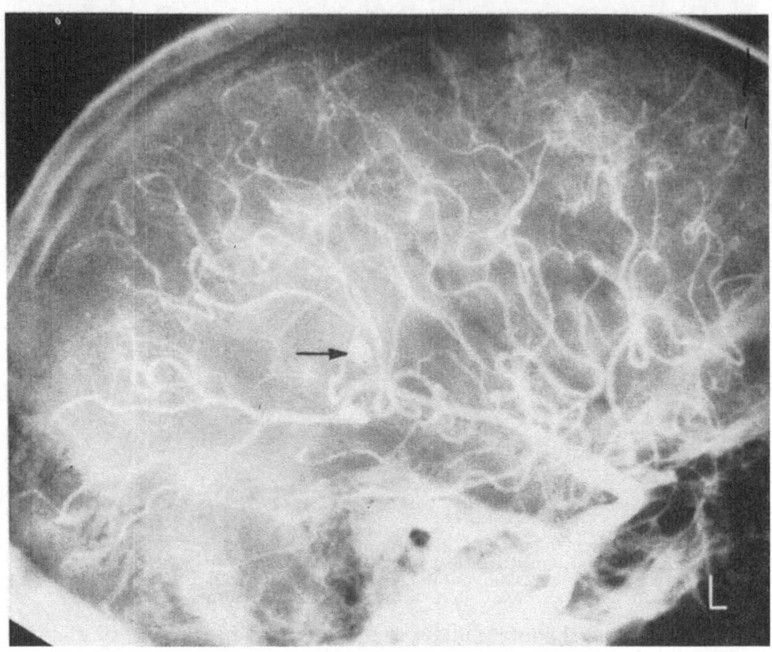

Abb. 11. Traumatisches erbsgroßes Aneurysma (→) in der Hirnrinde des linken hinteren temporoparietalen Übergangsgebietes nach Impressionsfraktur mit Dura- und umschriebener Hirnverletzung. Infolge des intrakraniellen Druckgefälles zur verletzten Seite ist die linke A. cerebri ant. nicht dargestellt. Nach Ligatur des Aneurysma, Entfernung der umgebenden Hirntrümmer und Duraverschluß wird der Verletzte beschwerdefrei

Es möge hier kurz die Problematik der sogenannten „traumatischen Spätapoplexie" erwähnt werden, womit BOLLINGER 1891 in seiner Beschreibung unfallbedingte kleine Erweichungen und Nekrosen in der Umgebung des 4. Ventrikels mit nachfolgender Blutung in den Ventrikel bezeichnete. Die meisten Autoren, die sich mit diesem Thema befaßt haben, sind der Ansicht, daß die als traumatische Spätapoplexie angesehenen Krankheitsbilder einer Kritik nicht standhalten, sondern daß es sich lediglich um das Zusammentreffen eines Schlaganfalles auf dem Boden einer bestehenden Arteriosklerose mit einem Unfallgeschehen handelt. Es ist eigentlich schade, daß die Bezeichnung „traumatische Spätapoplexie" schon vergeben ist. Wir würden es für wesentlich sinnvoller halten, sie für eine Blutung aus einem traumatisch entstandenen Aneurysma anzuwenden, wie sie bei dem zweiten Falle beschrieben wurde.

f) Angiomblutungen

Wie die Aneurysmen können auch die cortical, subcortical oder intraventriculär gelegenen Angiome, und zwar die arteriovenösen Angiome

(Angioma arterio-venosum aneurysmaticum nach ZÜLCH) zu einer Massenblutung und damit zum apoplektischen Insult führen. Diese Angiome verursachen ein sehr viel mannigfaltigeres Erscheinungsbild als die Aneurysmen. Neben den Hirnblutungen stehen Zirkulationsstörungen in der Umgebung des Angioms im Vordergrund (BERGSTRAND, OLIVE-CRONA und TÖNNIS). Von SUNDER-PLASSMANN, KRAYENBÜHL und YASARGIL u. a. wurden vielfach epileptische Anfälle infolge der Angiome gefunden und durch Exstirpation erfolgreich behandelt. Daneben wurden auch ausschließlich Kopfschmerzen oder Paresen beobachtet. Die hirnrindennahen Angiome bluten meist sowohl in das Hirngewebe als auch in den Subarachnoidalraum. Die Prognose ist im allgemeinen günstiger als bei den sackförmigen Aneurysmen, da die Blutung aus einem angiomatösen Geflecht mittel- und kleinkalibriger Gefäße schneller versiegt und thrombosiert als aus einem rupturierten Aneurysmasack einer größeren Arterie. Wir beobachteten lediglich einen letalen Ausgang bei einer spontanen Angiomblutung. Die Angiome sind durch die Gefäßkontrastdarstellung praktisch immer darzustellen. Durch die Serienangiographie läßt sich eindeutig eine beschleunigte Zirkulation des Blutes in der Gefäßmißbildung nachweisen. Dieselbe ist dadurch bedingt, daß das Blut nicht bis in die peripheren Gefäße gelangt, sondern durch arteriovenöse Fisteln direkt in die Venen und Sinus abfließt. Die großen arteriovenösen Mißbildungen des Hirns können wie die der Extremitäten und der Aorta zu Auswirkungen auf den Gesamtkreislauf, insbesondere zur Herzmuskelhypertrophie (BODECHTEL u. a.) führen. Die beste Behandlung der Angiome stellt ganz zweifellos die totale Entfernung dar. Alle früheren Behandlungsmethoden (Röntgenbestrahlung, Carotisligatur, lokale Gefäßunterbindungen) haben zu keiner Besserung des Zustandes geführt, sondern teilweise das Krankheitsbild noch verschlimmert (TÖNNIS). Am leichtesten und bei geringster Belastung des Patienten sind die Rindenangiome zu entfernen, wie der nächste Fall zeigt.

Ein früher gesunder Mann von 55 Jahren erkrankte apoplektiform mit rechtsseitiger Hemiparese und Aphasie und kam auf dem Heimweg zu Fall. Die Bewußtseinsstörung bildete sich ziemlich schnell zurück, die Hemiparese blieb bestehen. Auf den linksseitigen Carotisangiogrammen (Abb. 12) stellte sich nur die A. cerebri med. mit ihren Ästen dar. In beiden Ebenen füllte sich ein markstückgroßes Angiom in der vorderen Fossa Sylvii an. Eine dicke Vene führte an der Hirnoberfläche sinusartig zum oberen Längsblutleiter. Bei der Operation fand sich ein markstückgroßer 2—3 mm dicker Blutschwamm vom Gyrus temporalis sup. zum Operculum fronto-parietale und zum Gyrus praecentralis. Das Angiom ließ sich nach Umstechung leicht exstirpieren. Die darunter gelegene Hirnrinde war stark bräunlich imbibiert, so daß die Ursache des apoplektischen Insultes durch die stattgehabte Blutung erklärt war. Eine Zunahme der Parese konnte vermieden werden. Der Eingriff wurde normal überstanden. Ein Unfallzusammenhang mußte abgelehnt werden.

Die im Marklager lokalisierten Angiome sind soweit als möglich durch Lappenresektion zu beseitigen. Wie bereits erwähnt, beginnen sie sich vielfach durch epileptische Anfälle bemerkbar zu machen. Etwa ein Drittel aber zeigt sich erstmalig durch eine Massenblutung mit apoplektischem Insult.

Ein früher stets gesunder 41jähriger Kaufmann fuhr sogleich nach dem Starten mit seinem Auto 40 m vom Hotel entfernt, also noch mit langsamer Geschwindigkeit, in den Straßengraben und wurde bewußtlos aufgefunden. Irgendwelche Verletzungen waren nicht nachweisbar. Nach der stationären Aufnahme in einem Landkrankenhaus wurde eine rechtsseitige Hemiparese festgestellt. Im Liquor fanden sich bei normalem Druck Erythroycten. Der Blutdruck war nicht erhöht. Als der Patient nach vier Tagen wieder ansprechbar wurde, war er zunächst aphatisch. Nachdem er beschwerdefrei war, wurde er uns zur Klärung des apoplektischen Insultes eingewiesen. Auf den linksseitigen Carotisangiogrammen (Abb. 13) stellte sich im linken Schläfenlappen ein pflaumengroßes arteriovenöses Angioma aneurysmaticum dar. Der Abfluß fand über eine dicke sinusartige Vene bis zum Sinus longitudinalis inf. am Zusammenfluß mit dem Sinus transversus statt. Durch Resektion des Schläfenlappens konnte das Angiom beseitigt und der Patient für die Dauer geheilt werden. Die Umgebung des Angioms war durch die vorausgegangene Massenblutung in die Hirnsubstanz narbig verhärtet. Retrospektiv gesehen konnte in diesem Falle wohl mit Sicherheit gesagt werden, daß der leichte Verkehrsunfall nicht die Ursache der Hirnblutung gewesen war, sondern daß der Unfall als Folge des apoplektischen Insultes durch die Massenblutung aus dem linksseitigen Schläfenlappenangiom geschah. Ein Unfallzusammenhang konnte also für den Versicherungsträger ebenfalls nicht anerkannt werden.

Ein Angiom im rechten Seitenventrikel ließ sich erst durch die Vertebralisangiographie diagnostizieren. Dieser Fall bestätigte unsere anfangs geschilderte Indikationsstellung zur Kleinhirngefäßkontrastdarstellung, die u. a. stets dann gegeben ist, wenn die Angiographie der Großhirnhemisphärenkreisläufe bei einer Subarachnoidalblutung ein Aneurysma oder ein Angiom nicht nachweisen ließ.

Ein 30jähriger Klempner hatte am Abend vor der Aufnahme einen schweren Schrank gehoben. Anschließend wurde ihm „schwarz vor den Augen". Er klagte über Kopfschmerzen, Schwindel und wurde bewußtlos. Wegen juvenilen Apoplexes wurde er am nächsten Tage zur Klärung eingewiesen. Es fanden sich ein Meningismus, positive Kehrersche Reflexe, eine Abschwächung des rechten BHR und ein beiderseitiges positives Babinskisches Zeichen, links stärker als rechts. Der Liquor war blutig. Als der Patient nach vier Wochen wieder beschwerdefrei war, wurde die beiderseitige Carotisangiographie durchgeführt, die jedoch normale Befunde ergab. Auf den Vertebraliskontrastbildern (Abb. 14) färbte sich dann von der rechten A. cerebri post. ein kirschgroßes Angiom im rechten Seitenventrikel an. Dasselbe ließ sich nach Incision des Lobulus parietalis inf. und Eröffnung des Ventrikels leicht exstirpieren. Der Eingriff wurde ohne Schwierigkeit überstanden. Damit aber war die Quelle einer erneuten, das Leben schwerstens bedrohenden Ventrikelblutung beseitigt und der Patient wieder arbeitsfähig.

Die übrigen Hämangiome stellen gegenüber den arteriovenösen Angiomen ein seltenes Vorkommnis dar. Ein Angioma cavernosum wurde von KRAYENBÜHL und YASARGIL angiographisch beschrieben. Über das Angioma capillare ectaticum (Teleangiektasien) finden sich bisher kein Kontrastdarstellungen. Auch das Angioma racemosum venosum wurde bisher lediglich von KRAYENBÜHL und RICHTER sowie von MONIZ dargestellt. Über das Angioma capillare et venosum calcificans (M. STURGE-WEBER) wurden arteriographische Befunde von FURTADO und SUNDER-PLASSMANN beschrieben. SUNDER-PLASSMANN fand eine intrakranielle Arterie, die das Os frontale durchbohrte und sich in der Gegend des oberhalb des Auges liegenden Naevus aufzweigte. Eine Bedeutung für eine intrakranielle Blutung und einen apoplektischen Insult haben alle diese Angiome bisher nicht gehabt.

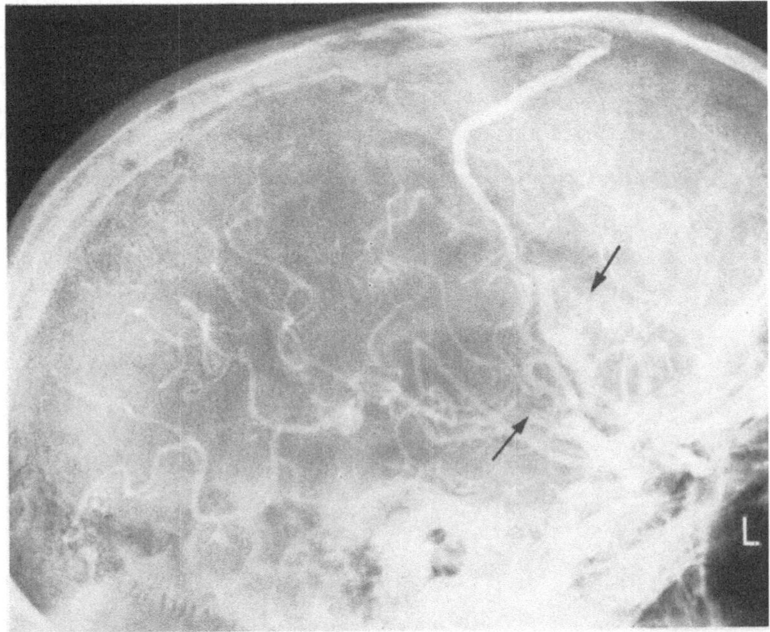

Abb. 12. Angioma arteriovenosum aneurysmaticum in der vorderen Fossa Sylvii bei einem
55 jährrigen Mann, der apoplektiform mit rechtsseitiger Hemiparese und Aphasie erkrankte.
Die A. cerebri ant. ist von der Gegenseite her dargestellt. Die Zirkulation erfolgt sichtlich
beschleunigt. Die abführende Vene verläuft sinusartig zum oberen Längsblutleiter. In
Kenntnis des angiographischen Befundes ließ sich das Angiom leicht exstirpieren. Kein
Unfallzusammenhang

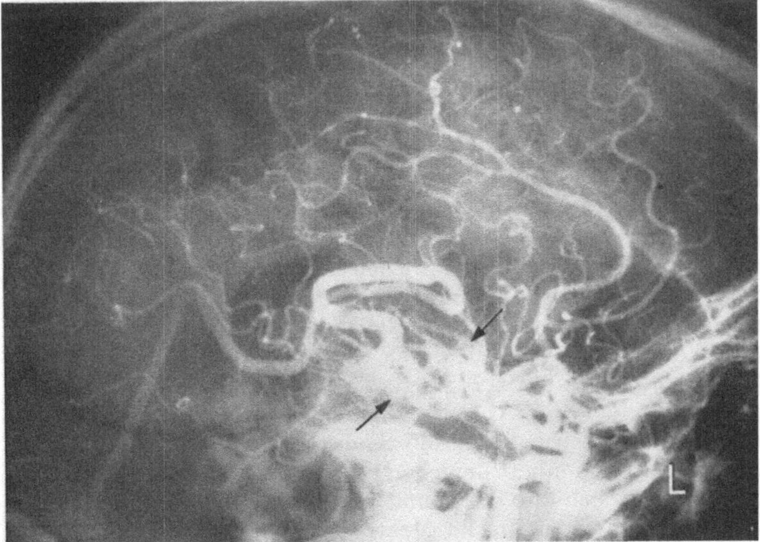

Abb. 13. Angiom im lk. Schläfenlappen bei einem 41 jährigen Kaufmann, der durch eine
Angiomblutung mit einem apoplektischen Insult erkrankte und dadurch die Gewalt über
sein Auto sogleich nach dem Start verlor. Der leichte Verkehrsunfall stellte nicht die Ursache
der Hirnblutung, sondern eine Folge dar. Durch Schläfenlappenresektion konnte der
Patient geheilt werden

Anhang: Carotis — Sinus cavernosus — Aneurysmen

Dagegen stellen die *arteriovenösen Aneurysmen* zwischen *A. carotis int.* und *Sinus cavernosus* ein häufiger vorkommendes und chirurgisch bedeutsames Krankheitsbild dar. Da sie zu akuter cerebraler Mangeldurch-

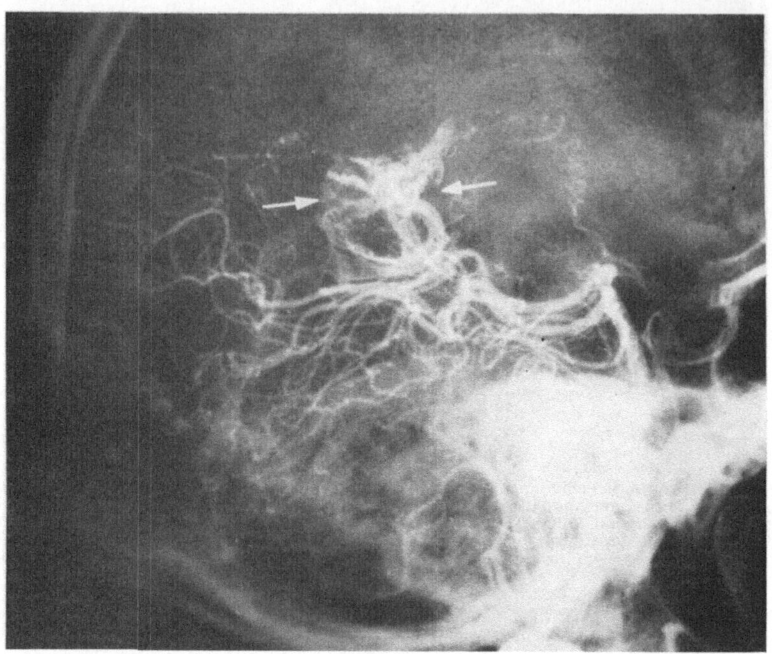

Abb. 14. Kirschgroßes Angiom (→) im rechten Seitenventrikel bei einem 30jährigen Mann, der einen Insult nach Heben eines schweren Schrankes erlitt. Bei Spontanblutungen, die durch die Carotisangiographie nicht zu klären sind, ist die Vertebralisdarstellung stets indiziert. Nach Exstirpation des Angioms war der Patient wieder arbeitsfähig

blutung und zum klinischen Bild des apoplektischen Insultes führen können, sollen sie wegen der anatomischen Verwandschaft zu den arteriellen Aneurysmen und Angiomen in deren Rahmen erwähnt werden, auch wenn sie nicht zu eigentlichen intrakraniellen Massenblutungen führen. Die Carotis-Cavernosus-Aneurysmen nehmen insofern eine Sonderstellung ein, als es zu einer Blutung aus der größten intrakraniellen Arterie kommt, ohne daß sie durch progrediente Raumverdrängung unmittelbar zum Tode führt. Es liegt dies an den besonderen anatomischen Umständen, indem die A. Carotis int. nach ihrem Durchtritt durch die Schädelbasis zunächst durch den Sinus cavernosus verläuft und so von einem venösen Strombett umgeben ist. Bei einer Carotisruptur in diesem Bereich ergießt sich also der Blutstrom durch einen Kurzschluß sogleich in das venöse System. In der Mehrzahl der Fälle entsteht das Carotis-Cavernosus-Aneurysma durch ein Trauma, und zwar durch direkte Gefäßverletzung infolge Schusses, Stiches oder bei Schädelbasisfrakturen. Es führt vor allem zu dem Symptom des pulsierenden Exophthalmus und zum Visusverlust eines Auges, falls es ein einseitiges Leiden darstellt und das Aneurysma nicht zum Verschluß gebracht wird. Das spontane Auftreten ist auf Gefäßkrankheiten, besonders auf die Arteriosklerose zurückzuführen. Da die Gefäß-Sklerose stets größere Hirnstrombahnabschnitte umfaßt, steht hier die cerebrale Mangeldurchblutung im Vordergrund. Der Exophthalmus pulsans ist dabei weniger eindrucksvoll als bei den traumatischen, bei denen meist ein gesundes Arteriensystem betroffen wird und eine ausreichende Kollateraldurchblutung von der Gegenseite erfolgt. Unter bestimmten anatomischen Voraussetzungen kann auch ein doppelseitiger Exophthalmus pulsans auftreten. Infolge der arteriovenösen Verbindung fließt das Blut der A. carotis int. über den erweiterten Sinus cavernosus entweder in die Vena ophthalmica sup., die Vena cerebralis sup., den Sinus petrosus, die A. maxillaris oder aber über die Sinus intercavernosi zur Gegenseite. Im letzten Falle kommt es dann zum doppelseitigen pulsierenden Exophthalmus und zur Amaurose. Über die Bedeutung der Arteriosklerose für die spontane Ausbildung einer arteriovenösen Carotis-Cavernosus-Fistel wurde von LOPEZ, BENAIM, SUGAR, SUNDER-PLASSMANN und TIWISINA hingewiesen. Ein Fall, der zum apoplektischen Insult führte, möge zur Demonstration dienen.

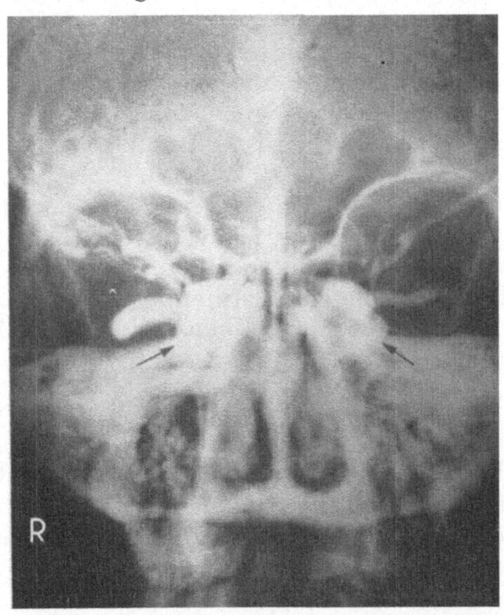

Abb. 15. Spontanes Aneurysma zwischen rechter A. carotis int. und Sinus cavernosus mit Verbindung zum linken Sinus cavernosus über die Sinus intercavernosi auf arteriosklerotischer Basis. Daraus resultierte ein doppelseitiger Exophthalmus pulsans. Der cerebrale Insult erfolgte bei der 56jährigen Frau durch akute cerebrale Mangeldurchblutung infolge unzureichender Kollateralzirkulation

Eine 56jährige Frau, die sich früher stets gesund gefühlt hatte, erkrankte ohne äußeren Anlaß akut mit heftigen Kopfschmerzen im Stirnbereich, mußte erbrechen und kam zu Fall. Der Hausarzt stellte einen Schlaganfall mit einem Blutdruck von über 200 mm Hg fest, machte einen Aderlaß und verordnete Diät und Tabletten. Darauf hinging der Blutdruck unter 200 zurück. Acht Tage später schwoll das rechte Auge an, kurz danach trat auch das linke leicht hervor. Wegen Abnahme des Sehvermögens erfolgte ophthalmologische Konsultation und Einweisung zur Klärung. Es fand sich beiderseits eine leichte Protrusio bulbi, rechts stärker als links mit Chemosis, Anisokorie und Lichtstarre. Bei Betastung der Augäpfel war beiderseits eine Pulsation fühlbar. Über beiden Schläfen konnte man ein mahlendes Geräusch hören. Der Blutdruck lag bei 180/130. Neurologischerseits bestand eine linksseitige schlaffe Hemiparese. Die rechtsseitige Carotisangiographie (Abb. 15) ergab eine deutliche

Erweiterung der A. Carotis interna. Vom Großhirnkreislauf hatte sich nur die
A. cerebri media geringgradig gefüllt. Das übrige Kontrastmittel floß über den
rechten Sinus cavernosus, die Sinus intercavernosi und den linken Sinus cavernosus
in die li. V. jugularis ab. Auch die Aa. ophthalmicae und frontales füllten sich mit
starker Kalibererweiterung an. In der phlebographischen Phase war kein Kontrastmittel mehr sichtbar. Von links her war der rechte Hemisphärenkreislauf nur unzureichend dargestellt. Es handelte sich demnach um ein spontanes Aneurysma
zwischen der rechten A. Carotis interna und dem Sinus cavernosus mit Verbindung
zum linken Sinus cavernosus über die Sinus intercavernosi, wodurch der doppel-
seitige pulsierende Exophthalmus erklärt war. Der apoplektische Insult war durch
die akute cerebrale Mangeldurchblutung erfolgt. Da kein ausreichender Kollateralkreislauf bestand, konnte eine Ligatur oder Muskelembolie nicht erfolgen. Schon
bei Kompression der re. A. Carotis nahm die Somnolenz der Patientin zu. Sie kam
im Hirnkoma ad Exitum. Die Sektion bestätigte die Diagnose einer generalisierten
Arteriosklerose.

Einen genauen Überblick über die vasale Situation verschafft uns die
Hirngefäß-Kontrastdarstellung. Deren Kenntnis stellt die Vorbedingung
für eine zweckmäßige Behandlung dar, die eine Thrombosierung des
Aneurysma zum Ziele haben muß. Von einer Carotiskompression allein
haben wir in keinem Falle eine Wirkung gesehen. Die im älteren Schrifttum angegebenen Maßnahmen wie Gelatine-, Dextrose- oder Ätzmittel-
injektionen, Galvano-Punktion usw., dürften der Vergangenheit ange-
hören. Wir verwenden heute entweder die Carotisligatur allein oder in
Verbindung mit einer Muskelembolie (nach BROOKS) und haben damit
gute Erfolge erzielt. Die Methodik und einzelnen Indikationen wurden
von uns (SUNDER-PLASSMANN und TIWISINA 1952, SUNDER-PLASSMANN
und ISFORT 1959) ausführlich beschrieben, so daß darauf verwiesen
werden kann. Es sei lediglich noch erwähnt, daß man zweckmäßigerweise
bei der Carotisligatur eine Ausschaltung der Vasokonstriktoren zur
maximalen Öffnung des Kollateralkreislaufes durch Novocainblockade
des Halsgrenzstranges vornimmt. Auf die Bedeutung derselben wurde
mehrfach hingewiesen (LERICHE, SUNDER-PLASSMANN, TÖNNIS, RIE-
CHERT u. a.).

g) Epi- und subdurale Hämatome

Während die bisher beschriebenen intracerebralen Rhexisblutungen
einschließlich der spontanen Subarachnoidalblutungen praktisch sämtlich
das klinische Bild eines apoplektischen Insultes hervorrufen, ist das auch
bei den intrakraniellen extracerebralen Hämatomen in einem erheblichen
Prozentsatz der Fall. Wir haben hier der Topographie nach zu unterscheiden zwischen epiduralen oder extraduralen, intraduralen und subduralen Blutungen. Die epiduralen und akuten subduralen Hämatome
sind praktisch stets traumatischer Genese. Sie gehören neben den intracerebralen Hämatomen zu den bedrohlichsten Komplikationen der ge-
schlossenen Schädeltraumen. Gar nicht selten sind Blutungen verschiedener Lokalisation kombiniert. Nach einem Intervall können sie einen
apoplektischen Beginn nehmen. Da zudem viele Unfallereignisse nicht
durch Augenzeugen objektiviert werden, ist bei bewußtlos Aufgefundenen
stets differentialdiagnostisch sowohl an eine spontane als auch an eine
traumatische intrakranielle Blutung und, wie später beschrieben wird,
an eine Durchblutungsstörung traumatischer oder nichttraumatischer

Genese zu denken. In allen diesen Fällen liefert die cerebrale Angiographie die besten kausalen Hinweise. Die epi- und subduralen Hämatome sind im allgemeinen angiographisch einfach zu diagnostizieren. Auf den Hirngefäßkontrastbildern zeigen die Hämatome eine Abdrängung der Gefäße von der Schädelkalotte und einen dadurch bedingten sichelförmigen gefäßfreien Bezirk. Die angiographische Lokalisationsdiagnostik ist besonders deswegen von überragender Wichtigkeit, weil ein erheblicher Prozentsatz nicht unter der Schläfenschuppe gelegen ist. Nach TÖNNIS läßt etwa ein Drittel der Fälle nicht die temporale Lokalisation erkennen, sondern ist frontal oder occipital gelegen. Unsere Zahlen entsprechen mit 20% atypisch gelagerten den Angaben von RÖTTGEN. Schwierig kann die Erkennung neben dem nicht verifizierten Trauma bisweilen dann sein, wenn sich der Verletzte beim Auftreten der Blutungssymptome noch im Hirnkoma befindet. Es möge dies zunächst nochmals an dem signifikanten Beispiel eines gemischten Hämatoms kurz erläutert werden, welches von uns ausführlich in der Monatsschrift für Unfallheilkunde beschrieben wurde.

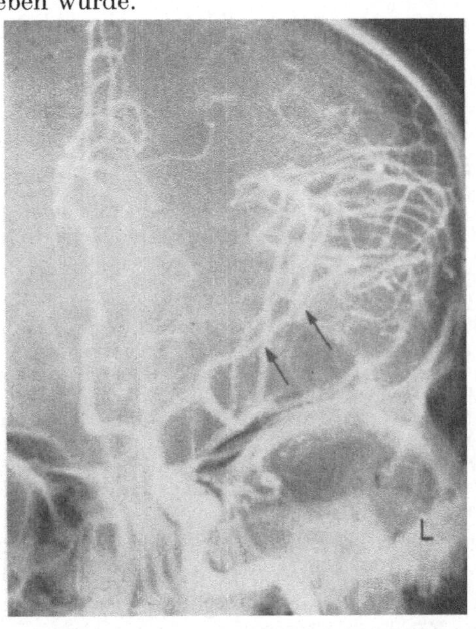

Abb. 16. Apoplektischer Insult im traumatischen Hirnkoma bei einem 33jährigen Mopedfahrer nach offener Schädelhirnverletzung des rechten Schläfenhirnes. Die am 4. Tage aufgetretene rechtsseitige Hemiparese ließ sich angiographisch durch ein linksseitiges temporobasales Verlagerungssyndrom infolge sub- und epiduraler Blutung erklären. Am Unfalltage stand die vordere Hirnarterie noch median. Am 4. Tage war sie nach rechts verdrängt, der laterale Gabelschenkel infolge der linksseitigen temporalen Blutungen stark angehoben (↑ ↑). Nach Entfernung des Hämatoms wurde der Patient geheilt

Ein 35jähriger Metallarbeiter erlitt bei einem Verkehrsunfall eine Hirnkontusion mit offener Fraktur des rechten Schläfen- und Felsenbeines sowie Duraverletzung, die zum Hirnbreiausfluß aus dem rechten Gehörgang führte. Die rechtsseitige Carotisangiographie am Unfalltage ergab keine sicheren Abweichungen. Nach Versorgung der offenen Hirnverletzung mit Verschluß der harten Hirnhaut blieb der Verletzte komatös und motorisch unruhig. Am 4. Tage nach der Operation war eine akut aufgetretene schlaffe rechtsseitige Hemiparese nachweisbar. Die deswegen durchgeführte linksseitige Hirngefäßkontrastdarstellung (Abb. 16) zeigte dann eine deutliche Rechtsverdrängung der A. cerebri ant. und eine Hochdrängung der Mediagruppe infolge eines temporalen epiduralen und subduralen Hämatoms sowie kontusioneller Rindennekrosen im linken Schläfenlappen. Nach Entfernung derselben einschließlich der Blutgerinnsel wurde der Patient beschwerdefrei.

Dieser Fall demonstriert also,

1. daß die akuten traumatischen epi- und subduralen Hämatome nicht sogleich nach der Gewalteinwirkung auf den Schädel nachweisbar sein müssen. Auf den rechtsseitigen Arteriogrammen, die 12 Stunden nach dem Unfall angefertigt wurden, stand die vordere Hirnarterie noch streng median. Am 4. Tage war sie dann nach rechts verdrängt und ließ damit eine Volumenvermehrung der linken Hirnhemisphäre erkennen. Die linksseitige temporale epi- und subdurale Blutung muß sich demnach innerhalb dieser Zeitspanne in raumfordernder Weise entwickelt haben.

2. daß alle bewußtlosen Verletzten mit einem Schädelhirntrauma besonders sorgfältig und laufend zu überwachen sind, damit zusätzliche Symptome sogleich erkannt und eine entsprechende Klärung und Behandlung eingeleitet werden können. Neben den Blutungssymptomen ist vor allem noch die Beobachtung der Flüssigkeitsausscheidung in therapeutischer Hinsicht von großer Wichtigkeit, worauf besonders WANKE hingewiesen hat.

Von unseren letzten 69 operativ behandelten sub- und epiduralen Hämatomen befanden sich 22 Verletzte bis zum Auftreten der Blutungssymptome im traumatischen Hirnkoma. Über weitere Beobachtungen und Ergebnisse haben wir mit SUNDER-PLASSMANN (1960) ausführlich berichtet. Als ein typischer Verlauf eines akuten subduralen Hämatoms mit freiem Intervall möge das Beispiel eines jüngeren Arztes dienen.

Der 31jährige Kollege war in der Dunkelheit gestolpert, hingestürzt und etwa 15 Minuten bewußtlos gewesen. Anfängliche Kopfschmerzen ließen am nächsten Tage nach. Drei Tage später wurde er morgens soporös im Bett aufgefunden und sogleich eingeliefert. Es fand sich eine linksseitige schlaffe Hemiparese. Die rechte Pupille war erweitert und fast lichtstarr, das Babinskische Zeichen links positiv. Äußere Verletzungszeichen lagen nicht vor. Die Schädelleeraufnahmen ließen eine Fraktur nicht erkennen. Auf den rechtsseitigen Carotisangiogrammen war die A. cerebri ant. im ap-Bild um Daumenbreite nach links verdrängt. Insbesondere auf dem vorderen Phlebogramm (Abb. 17) waren die Gefäße fingerbreit von der Schädelkalotte abgedrängt. Nach Anlage eines temporalen Bohrloches zeigte sich die Dura prall gespannt. Nach Schlitzung entleerte sich teilweise geronnenes Blut unter Druck spontan. Der Rest wurde ausgespült. Schon unter der Operation wurde der Patient wieder ansprechbar. Die neurologische Symptomatik bildete sich schnell zurück.

Die Wichtigkeit der umgehenden angiographischen Untersuchung nach einer apoplektiform einsetzenden Verschlechterung im Gefolge eines Schädeltraumas möge folgender Fall eines epiduralen Hämatoms bei einem Kinde erläutern.

Ein zweijähriger Junge fiel beim Spielen vom Sofa und schlug mit dem Hinterkopf auf. Er war nicht bewußtlos, spielte weiter, und nahm seine Mahlzeiten wie üblich ein. Während der Nacht schlief er unauffällig. Am nächsten Vormittag wurde er innerhalb kurzer Zeit tief bewußtlos und führte nur unkoordinierte Bewegungen aus, wobei er die linke Seite schonte. Erst nach weiteren 24 Stunden erfolgte die Einweisung. Es fand sich eine linksseitige spastische Hemiplegie und eine Anisokorie mit rechts erweiterter Pupille. Auf den rechtsseitigen Carotisangiogrammen war die A. cerebri ant. um mehr als Daumenbreite nach links verdrängt. Die Gefäße waren maximal von der Schädelkalotte abgedrängt, besonders deutlich auf dem vorderen Phlebogramm (Abb. 18) zu erkennen. Auf dem Seitenbild war der hintere Temporoparietalbereich weitgehend gefäßfrei. Bei der anschließend durchgeführten osteo-

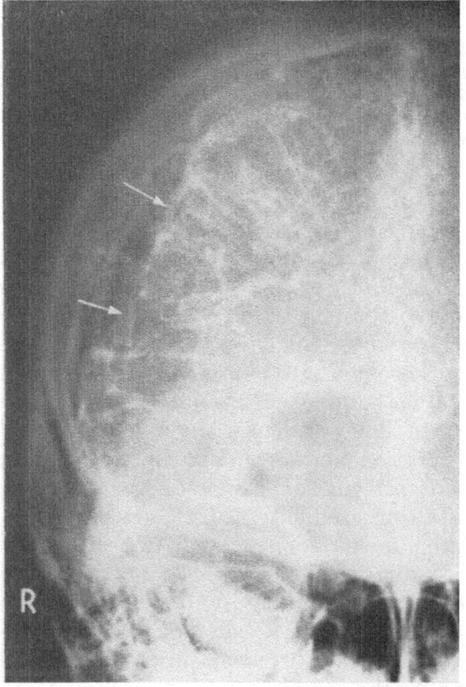

Abb. 17. Angiogramm eines 31 jährigen Arztes, der 3 Tage nach einem Schädeltrauma apoplektitform mit linksseitiger Hemiparese und Sopor erkrankte. Die A. cerebri ant. war um Daumenbreite nach links verdrängt. Insbesondere auf dem vorderen Phlebogramm waren die Gefäße bikonvex von der Schädelkalotte abgedrängt (→). Nach Entfernung des traumatischen subduralen Hämatoms wurde der Patient schon unter der Operation wieder ansprechbar. Er konnte vollständig geheilt werden

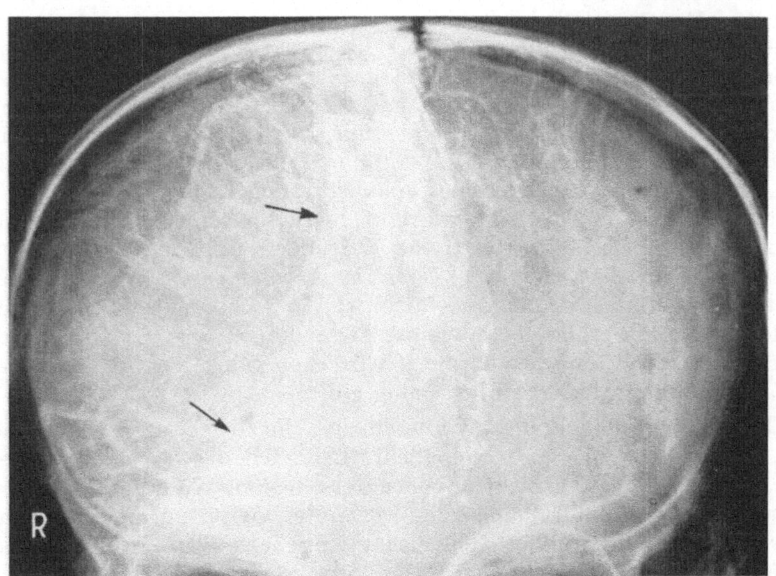

Abb. 18. Massives epidurales Hämatom bei einem 2 jährigen Jungen. Die Gefäße sind stärkstens von der Schädelkalotte abgedrängt (→)

plastischen Kraniotomie konnte das massive epidurale Hämatom entleert und die Blutungsquelle am hinteren Ast der A. meningea media gestillt werden. Postoperativ erholte sich das Kind nicht und kam nach drei Tagen infolge der irreversiblen Hirnstammschädigung ad Exitum. Wäre das verletzte Kind nicht erst zwei Tage nach dem Unfall zur Operation gekommen, sondern bald nach dem apoplektischen Auftreten der Blutungssymptome, die sich nach 24 Stunden einstellten, dürfte der Junge sicherlich zu retten gewesen sein.

Anhang: Chronisch-progrediente Durahämatome

Während der apoplektische Beginn der Blutungssymptome der traumatischen epi- und subduralen Hämatome, insbesondere derjenigen mit einem freien Intervall, fast obligat ist, führt das *chronisch-progrediente Hämatom* der *Dura mater* nur in einer beschränkten Anzahl zu der Diagnose eines Schlaganfalles. Gerade diese angiographisch zu erfassen, ist von besonderer Wichtigkeit, da die Prognose des Leidens bei operativer Behandlung sehr günstig und bei konservativer Behandlung absolut maligne ist. Unsere letzten 30 Erkrankten konnten *sämtlich* durch die Operation gebessert werden. Die chirurgischen Behandlungserfolge gehören mit zu den *besten* in der gesamten operativen Medizin. Das chronisch-progrediente Durahämatom ist heute kein Problem der Behandlung mehr, sondern lediglich ein diagnostisches Problem. So berichtete kürzlich FÜRST über 31 Sektionen, bei denen lediglich in 4 Fällen eine richtige Diagnose gestellt war. Bei den übrigen war eine Encephalomalacie, Apoplexie, Cerbralsklerose usw. angenommen. Die klinische Diagnose eines chronisch-progredienten Durahämatoms ist in der Mehrzahl sehr schwierig. Die Symptomarmut ist geradezu bezeichnend für die Erkrankung. Nicht umsonst erwähnte PETTE im Handbuch der Inneren Medizin, daß die Krankheit häufig diagnostiziert wird, wo sie nicht besteht, und häufig dort nicht diagnostiziert wird, wo sie besteht. Wir beobachteten bei den meisten Erkrankten lediglich allgemeine Hirndrucksymptome wie bei allen raumfordernden Hirnprozessen. Herdzeichen fehlten oft völlig oder waren nur angedeutet nachweisbar. Eine Patientin hatte mehrere Jackson-Anfälle erlebt, 3 Patienten, also jeder 10., war unter den Zeichen eines apoplektischen Insultes infolge akuter cerebraler Dekompensation erkrankt. Bei linksseitiger Lokalisation waren teilweise leichte aphatische Störungen nachweisbar. Von den doppelseitigen abgesehen (20% unseres Krankengutes), war die linke Seite genau doppelt so häufig befallen wie die rechte. Wir möchten diese Tatsache damit erklären, daß eben die linke Hirnhemisphäre als die wertvollere noch am ehesten zu Herdzeichen führt und dadurch Veranlassung zur stationären Einweisung gibt.

Die Angiographie stellt z. Z. die einzige Untersuchungsmethode dar, die eine sichere Diagnose ermöglicht. Lediglich das seltene Hydroma durae matris läßt sich nicht davon unterscheiden. Während die akuten traumatischen Subduralhämatome wegen der meist zugrunde liegenden Verletzungen der Hirnoberfläche nie eine so scharfe Begrenzung zwischen gefäßhaltigem und gefäßfreiem Raum aufweisen und vielfach erst in der capillären und venösen Phase zu erkennen sind, stellen sich die chronisch-progredienten Hämatome im ap-Strahlengang stets charakteristisch dar.

Neben einem bogenförmigen gefäßfreien Bezirk unter der Schädelkalotte findet man bisweilen auch eine flächenhafte Abdrängung der Gefäße. Bei einer doppelseitigen Blutung beobachteten wir gleichzeitig eine Verlagerung der A. cerebri ant., so daß bei Patienten, bei denen die vordere Hirnarterie zur Gegenseite verdrängt war und die nicht nach der operativen Beseitigung des Hämatoms eine spontane Besserung zeigen, stets an ein doppelseitiges Hämatom zu denken und auch eine Angiographie der Gegenseite zur Klärung durchzuführen ist. Über die operative Behandlung noch weiteres zu sagen erübrigt sich, da diesbezüglich weitestgehende Übereinstimmung aller Autoren besteht. Es sei lediglich wiederholt, worauf SUNDER-PLASSMANN bereits 1948 hingewiesen hat, daß wir bei postoperativ ungenügender Entfaltung der Hirnhemisphäre eine wesentliche Stütze in den *Halzgrenzstrangblockaden* besitzen. Wir haben davon wiederholt sichtliche Beeinflussungen gesehen, besonders bei älteren Patienten, die im Hirnkoma operiert wurden. Im übrigen sorgen wir für reichliche Flüssigkeitszufuhr (teilweise hypotone Lösungen). Zum Koma sollte es jedoch eigentlich nicht mehr kommen, und es ist bedauerlich, wenn ein gewisser Teil der Erkrankten unter den Diagnosen Cerebralsklerose, Schlaganfall, Encephalomalacie, Psychosyndrom (Demenz, involute Psychose, „Nervenzusammenbruch" usw.) und Hirnstammkontusion, falls der Patient im Stadium der akuten cerebralen Dekomposition zu Fall kommt, sein Ende findet.

Während also hinsichtlich der Diagnose und Behandlung der chronisch-progredienten Durahämatome eine weitgehende Übereinstimmung besteht, so ist dieses hinsichtlich der Ätiologie und Pathogenese noch keineswegs der Fall, so daß die versicherungsrechtliche Seite dieser so dankbar zu behandelnden Erkrankung leider noch immer nicht endgültig geklärt ist. Unsere eigenen Beobachtungen und Ansichten zu diesem Thema haben wir (SUNDER-PLASSMANN und ISFORT 1960) ausführlich geschildert, so daß darauf verwiesen werden muß. Es sei lediglich wiederholt, daß wir in einem leichten Schädeltrauma keine Ursache eines chronisch-progredienten Durahämatoms erblicken können. Es handelt sich u. E. um eine Erkrankung sui generis, deren Ätiologie weiterhin unklar ist. Die traumatischen Subduralblutungen verlaufen nach unserer Überzeugung niemals chronisch-progredient, sondern werden genau so wie jedes Hämatom am übrigen Körper organisiert und resorbiert, falls sie nicht vorher entleert wurden oder zum letalen Ausgang führten. Ein Fall mit apoplektischem Beginn möge zur Demonstration dienen.

Ein 54jähriger Landwirt stieß sich beim Strohabwerfen leicht den Kopf an einem Pfosten. Er war nicht bewußtlos und arbeitete weiter. Hatte seitdem ab und zu leichte Kopfschmerzen. 14 Tage später wurde er morgens bewußtlos und unansprechbar im Bett vorgefunden. Neurologische Abweichungen bestanden nicht. Es waren lediglich die Kehrerschen Schmerzreflexe positiv. Am Augenhintergrund fand sich beiderseits eine Stp., links stärker als rechts. Auf den linksseitigen Carotisangiogrammen (Abb. 19) war die A. cerebri ant. um Daumenbreite nach rechts verdrängt. Temporo-parietal waren die Gefäße bikonkav zweifingerbreit von der Schädelkalotte abgedrängt. Nach Anlage eines temporalen Bohrloches und Schlitzung der Dura entleerte sich ein schokoladenfarbenes dünnflüssiges Hämatom unter Druck, der Rest wurde ausgespült. Sogleich nach der Operation klärte sich das Sensorium wieder auf. Die histologische Untersuchung einer Probeexcision aus der

Dura ergab eine Pachymeningeosis haemorrhagica interna. Nach drei Wochen konnte der Patient beschwerdefrei entlassen werden.

Das erst nachträglich angegebene „Unfallereignis" in Form eines leichten Kopfstoßes konnte von uns für die zuständige landwirtschaftliche Berufsgenossenschaft nicht als ursächlich angesehen werden. Nach

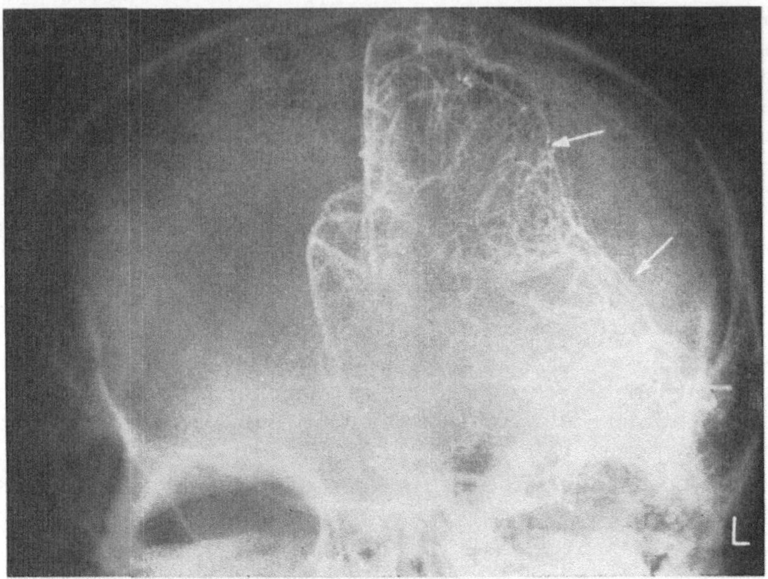

Abb. 19. Chronisch-progredientes Durahämatom bei einem 54jährigen Landwirt mit apoplektiformem Insult. Die Gefäße sind bikonkav und scharf begrenzt von der Schädelkalotte abgedrängt. Nach Entleerung des Hämatoms wird der Patient beschwerdefrei. Das nachträglich angegebene leichte Kopftrauma 2 Wochen vor dem Insult kann nicht als ursächlich angesehen werden

unserer Überzeugung gebrauchen derartige Hämatome, die größtenteils ohne jegliche Halbseitensymptomatik zu einer massiven Verdrängung der Zentralregion führen, zu ihrer Entstehung einen Zeitraum von vielen Monaten oder mehreren Jahren, bis sie manifest werden. Vergleichbare Verdrängungen ohne Herdzeichen sind nur von gutartigen Tumoren, Hydromen und Arachnoidalcysten, also langsam wachsenden raumfordernden Prozessen bekannt.

2. Diapedeseblutungen

Während den bisher beschriebenen apoplektischen Insulten stets eine intrakranielle Rhexisblutung zugrunde lag, können auch *Diapedeseblutungen* einen Schlaganfall verursachen. Derartige Insulte sind bekannt bei hämorrhagischen Diathesen (Thrombocytopenie, Leukämie), bei hämorrhagischen Encephalitiden, parainfektiösen Encephalitiden (STRÜMPELL-LEICHTENSTEIN), Grippe-Encephalitis, Leukencephalitis haemorrhagica (HURST, VAN BOGAERT, JAKOB), sogenannte primäre hämorrhagische Encephalitis (JAKOB), kalorische Encephalitis (OPPENHEIM) und bei Intoxikationen (z. B. Salvarsan-Encephalitis). Die Diapedeseblutungen infolge der genannten Encephalitiden zeichnen sich dadurch aus, daß neben Subarachnoidalhämorrhagien und Petechien an den Hirnwindungen auch teilweise ausgedehnte Purpurablutungen in der Hirnsubstanz auftreten. Den petechialen Blutungen fehlen embolische und thrombotische Gefäßverschlüsse und Gefäßzerreißungen. Die zentralen Gefäße können Wandauflockerungen, Fibrindurchtränkungen oder Endothelschwellungen zeigen. Nach JAKOB pflegt der Blutungssitz sehr wechselnd zu sein. Das Bild der Purpurablutung ändert sich je nach dem Stadium und der Intensität der Vorgänge zwischen einfachen Diapedesen und Ring-, Schalen- oder Kugelblutungen. Darüber hinaus kann es zu gliösen Proliferationen und zu ödematösen Durchtränkungen und Markscheidenzerfall kommen. Bei den hämorrhagischen Diathesen sind die cerebralen Komplikationen durch Blutungen bedingt, welche von der Purpura und meningealen Sanguination bis zum intracerebralen diffusen Hämatom reichen. Die Symptomatologie ist dem Sitze der Blutungen entsprechend sehr wechselnd und reicht bis zum akuten tiefen Hirnkoma.

a) Hämorrhagische Diathese

Als Beispiel einer hämorrhagischen Diathese mit cerebraler Komplikation möge eine Thrombocytopenie dienen, bei der der zweite apoplektische Insult zum letalen Ausgang führte.

Eine 38jährige früher stets gesunde Frau erkrankte akut an heftigen Kopfschmerzen, Sehstörungen und rechtsseitiger Hemiparese und wurde komatös. Die Einweisung erfolgte wegen Tumorverdachtes. Es bestand eine spastische Hemiparese der rechten Extremitäten mit deutlichen Schmerzreflexen der linken Trigeminusäste. Auf hypertonische Dextroselösungen hin klärte sich das Sensorium bald wieder auf. Auf den linksseitigen Carotisangiogrammen (Abb. 20) fand sich ein tiefes temporo-parietales Verdrängungssyndrom ohne Tumorgefäßanfärbung. Nach zehn Tagen war die Patientin wieder klar, die Hemiparese in Rückbildung begriffen. Auffällig war, daß an allen Injektionsstellen größere Hämatome auftraten, so daß an eine Blutgerinnungsstörung gedacht werden mußte. Die Gerinnungszeit betrug über 13 Minuten, Blutungszeit 6 Minuten, Prothrombinzeit 25%, Thrombocyten 28 800, Fibrinogen 70 mg% (statt normal 300—500 mg%). Nach Transfusionen von Frischblut und Humanfibrinogen besserte sich der Zustand allmählich. Fünf Wochen nach dem ersten apoplektischen Insult trat dann trotz Gaben verschiedener Haemostyptica eine erneute stärkere Hirnblutung auf, der die Patientin im Hirnkoma erlag.

b) Hämorrhagische Encephalitis (Insolation)

Einen apoplektischen Insult durch eine hämorrhagische Encephalitis demonstrieren die von uns beobachteten und erfolgreich behandelten Insolationsencephalitiden.

Es handelte sich einmal um einen 17jährigen Landwirt, der an zwei sonnenreichen Tagen mit unbedecktem Kopf im Freien gearbeitet hatte und abends bewußtlos in seinem Zimmer aufgefunden wurde. Angiographisch fand sich noch am gleichen Tage eine maximale Weitstellung aller Gefäße (Abb. 21). Auf den beiderseitigen Carotisangiogrammen waren keine Gefäßverlagerungen und Überdehnungen nachweisbar, so daß ein stärkeres diffuses Hirnödem nicht vorliegen konnte. Der leicht sanguinolente Liquor entstammte nicht einer Gefäßmißbildung oder einem Tumor, sondern diapedetischen Blutungen. Durch die Zufuhr überreichlicher Flüssigkeitsmengen in Form von normotonen Elektrolytlösungen (2500 ml in 24 Std.) konnte der Patient geheilt werden[1].

---

[1] Ausführliche Beschreibung s. Med. Klin. **54**, 1263 (1960)

3*

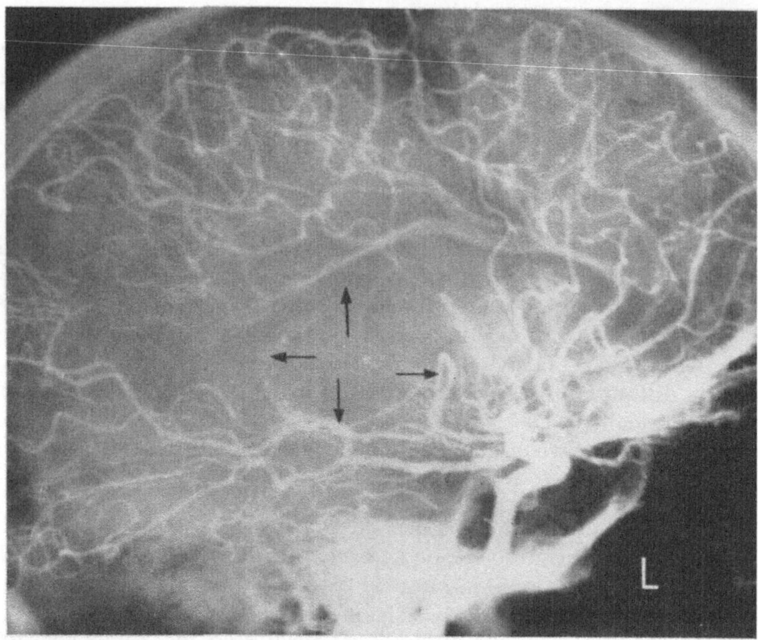

Abb. 20. Linksseitiges temporo-parietales Hämatom infolge Thrombocytopenie bei einer
38 jährigen Frau. Auf dem Seitenbild sind die Mediagefäße im Inselabschnitt abwärts verdrängt. Temporoparietal findet sich ein gefäßfreier Bezirk (↓ ↑) durch das intracerebrale
Hämatom. Nach der zweiten apoplektiformen Blutung kam die Patientin ad Exitum

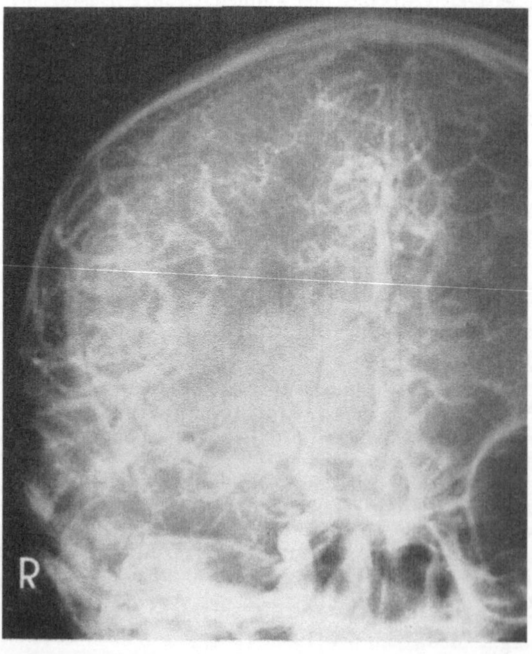

Abb. 21. Carotisangio-
gramm eines 17 jährigen
Mannes, der infolge In-
solationsencephalitis
apoplektiform mit Hirn-
koma erkrankte. In bei-
den Hemisphärenkreis-
läufen waren alle Hirn-
gefäße maximal erwei-
tert. Für eine Gefäßmiß-
bildung oder einen tumo-
rösen Prozeß fand sich
kein Anhalt. Die klinisch
manifesten Hämorrha-
gien ließen sich in der
Gefäßparalyse kausal er-
klären. Nach konserva-
tiver Behandlung zeigten
die Kontrollangiogram-
me bei klinischer Be-
schwerdefreiheit wieder
einen normalen Gefäß-
tonus. Ein „Unfall aus
physikalischer Ursache"
kann bei außergewöhn-
licher Belastung ange-
nommen werden

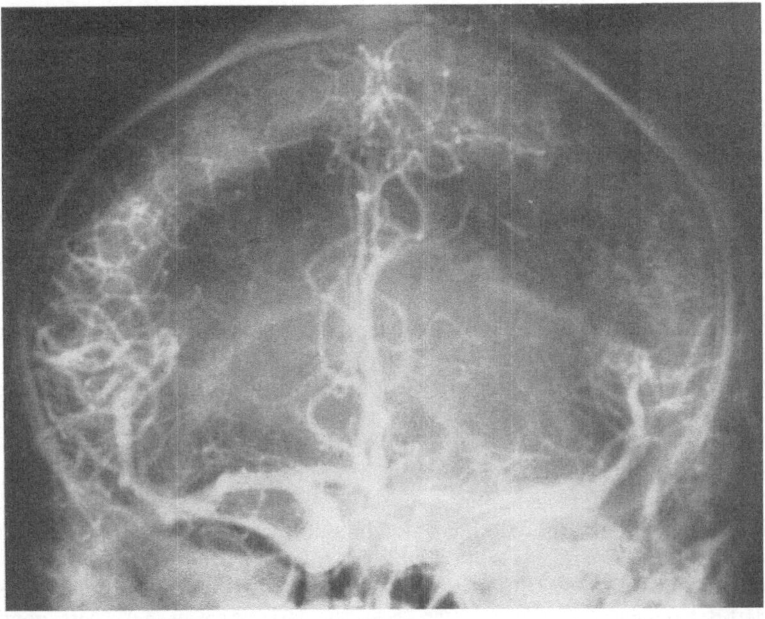

Abb. 22. Insolationsencephalitis bei einem 28jährigen Mann mit maximaler Weitstellung der gesamten Hirngefäße. Von beiden Carotiden aus stellen sich jedesmal beide Hemisphärenkreisläufe über die A. communicans ant. dar

Ein weiterer 28jähriger Angestellter wurde uns nach intensiver Sonneneinstrahlung im Hirnkoma eingewiesen. Äußerlich wiesen Gesichtshaut und Nacken ein deutliches Erythem auf. Der Liquor war leicht sanguinolent. Hirndruckzeichen lagen nicht vor, ebenfalls kein Meningismus. Auf den Carotisangiogrammen (Abb. 22) stellte sich der gesamte Hirnkreislauf von beiden Seiten her dar, wobei wiederum alle Gefäße maximal erweitert waren. Ein Aneurysma, an das zunächst gedacht wurde, ließ sich nicht nachweisen. Auch dieser Patient konnte durch Zufuhr überreichlicher Flüssigkeitsmengen und Sorge für Freihaltung der Atemwege geheilt werden. Auf den Kontrollangiogrammen nach drei Wochen waren alle Gefäße wieder normal tonisiert. Mit der Flüssigkeitsdurchschwemmung konnte erreicht werden, daß die körpereigenen Abbauprodukte, welche die Gefäßparalyse mit Diapedeseblutungen unterhalten können, abtransportiert wurden. Der Erkrankte wurde wieder beschwerdefrei und vollarbeitsfähig.

Die Insolationsencephalitis stellt also letztlich eine funktionelle Durchblutungsstörung der cerebralen Strombahn mit Dilatation der Blutgefäße bis zur Gefäßparalyse und mit Diapedeseblutungen dar. Die weitere Symptomatik ist eine Folge der Sickerblutungen und der gestörten Gewebsernährung. FLECK und HÜCKEL sprachen von einer autotoxischen Erkrankung. Schon 1933 machten STERN und DE VRIES funktionelle Störungen der Hirngefäßzirkulation (Angiospasmen und Stase) für die Petechien und diapedetischen Blutungen verantwortlich. In Kenntnis unserer Angiogramme können wir heute feststellen, daß die Gefäßdilatation mit Diapedeseblutungen die Ursache der akuten klinischen Erscheinungen mit ihrem oft deletären Verlauf darstellen. Hinsichtlich der Differentialdiagnose ist sicherlich in erster Linie an eine spontane Subarachnoidalblutung zu denken. Die cerebrale Angiographie kann, wie die beschriebenen Fälle zeigen, wertvollste Dienste in der Erkennung leisten.

3. Durchblutungsstörungen

Neben den Massen- und Diapedeseblutungen nehmen die zum ischämischen Hirninfarkt führenden *Durchblutungsstörungen* einen breiten Raum im Rahmen des apoplektischen Insultes ein. Die Folge eines arteriellen Gefäßverschlusses im cerebralen Kreislauf ist stets eine Hirngewebsnekrose, die sich als eine Erweichung (Encephalomalacie) äußert und dem Versorgungsgebiet des verschlossenen Gefäßes entspricht, falls keine Kollateraldurchblutung zur Kompensation vorhanden ist. Setzt ein Gefäßverschluß akut ein, so resultiert daraus eine weiße Erweichung. Durch allmählichen Verschluß, durch Diapedeseblutungen und durch venösen Rückfluß kommt es zur hämorrhagischen oder roten Erweichung. Klinisch sehr eindrucksvoll sind die akuten Gefäßverschlüsse bei organischen, funktionellen und traumatischen Durchblutungsstörungen. Der dadurch bedingte malacische Insult, der häufiger zu beobachten ist als das apoplektische Geschehen bei Massenblutungen, verläuft im allgemeinen nicht so abrupt wie bei der Rhexisblutung. Die Gefäßverschlüsse konnten am Lebenden erst nach Einführung der röntgenologischen Kontrastdarstellung objektiviert werden (MONIZ, LÖHR, TÖNNIS, SUNDER-PLASSMANN, RIECHERT, SORGO, RÖTTGEN u. a.). Auf gewisse Täuschungsmöglichkeiten bei Gefäßobliterationen wurde mehrfach hingewiesen (KRAYENBÜHL, RÖTTGEN, DECKER, TÖNNIS und SCHIEFER u. a.). Es sind deshalb für die Beurteilung nur technisch einwandfreie Angiogramme brauchbar. Zum weitestgehenden Ausschluß eines „Artefaktes" führen wir möglichst auch eine Angiographie der Gegenseite bzw. eine Vertebralisdarstellung durch, womit gleichzeitig der gesamte Hirnkreislauf beurteilt werden kann.

a) Cerebrale Gefäß-Sklerose

Liegt einem apoplektischen Insult eine Thrombose einer oder mehrerer kleiner arteriosklerotischer Gefäße zugrunde, die angiographisch nicht mehr erfaßt werden können, so lassen sich auf den Hirngefäßkontrastbildern doch in zahlreichen Fällen deutliche Zeichen einer Gefäß-Sklerose nachweisen. Die Arteriosklerose der Hirngefäße findet sich bei der Sektion älterer Menschen häufig, auch wenn zeitlebens keine neurologischen und psychischen Störungen aufgetreten waren. Nach CHIARI, DOW, SPATZ, NEUBÜRGER, DÖRFLER u. a. bevorzugt die Arteriosklerose, die gewöhnlich schon im 4. Lebensjahrzehnt makroskopisch erkennbar ist, in auffälliger Weise den Ursprung der A. carotis int. am Hals, den Abschnitt des Durchtritts durch den Schädelknochen und die Dura, die Teilungs- und Krümmungsstellen sowie die durch eine Unterlage fixierten Abschnitte. Zwischen dem 20. und 70. Lebensjahr erfolgt nach MEYER und BECK eine Verdoppelung des Arteriendurchschnittsgewichtes. An der cerebralen Strombahn finden sich insgesamt die gleichen arteriosklerotischen Veränderungen wie an den Arterien des übrigen Körpers in Form der Lipoidose, der Hyalinose und Calcinose. Die Gefäßwände werden derb, schwielig, aufgerauht und durch Lipoidflecken eingeengt. Die Arterien werden länger und erhalten dadurch einen geschlängelten Verlauf. Bei Fortschreiten der Gefäß-Sklerose kommt es infolge des erhöhten Gefäßwiderstandes zu einer Strömungsverlangsamung und Herabsetzung der Blutzirkulation, was sowohl mit der Stickoxydulmethode nach KETY und SCHMIDT als auch serienangiographisch (DECKER, TÖNNIS und SCHIEFER u. a.) nachweisbar ist.

Schon kurz nach Einführung der cerebralen Angiographie gab MONIZ 1928 seine ersten Beobachtungen bei der Hirnarteriosklerose in Form von Zunahme des Volumens, Unregelmäßigkeit des Durchmessers, Aufhebung der physiologischen Krümmungen und gradlinigem Verlauf der Gefäße an. LÖHR beschrieb 1936 starre plumpe Gefäße mit eckigen Biegungsstellen, grobe Gefäße, die ohne Verästelung unmittelbar aufhören. RIECHERT erwähnte 1949 Aussparungen und aneurysmatische Erweiterungen der Carotis interna im Halsteil, eine Gefäßarmut mit unvollkommener oder fehlender Darstellung der Endverzweigungen, besonders der Mediagruppe. BROBEIL versuchte die angiographischen Befunde in drei Stadien einzuteilen. KIRCHHOFF gab als charakteristischen Befund Plaques und übermäßige Kurven des Carotissyphons sowie eine meist tingierte Tortuositas der großen Gefäße an. MIFKA beschrieb Kalkeinlagerungen, Kaliberschwankungen und Wandunregelmäßigkeiten am Carotissyphon, besondere Schlängelungen der A. cerebri ant. im ap-Bild und eine Perlschnurfigur infolge der Kaliberschwankungen. TÖNNIS und SCHIEFER faßten die Möglichkeiten einer angiographischen Diagnose der Hirnarteriosklerose folgendermaßen zusammen: Wenn Lokalveränderungen an der A. Carotis int., vor allem im Bereich des Syphons, mit einer Gefäßarmut der peripheren Arterienverzweigungen sowie einer reichen Gefäßschlängelung zusammentreffen, ist bei höherem Alter der Verdacht auf eine arteriosklerotische Gefäßerkrankung nach dem Röntgenbild erlaubt. TÖNNIS und SCHIEFER gaben ferner an, daß sich die Zirkulationsverlangsamung nach den serienangiographischen Untersuchungen lediglich auf die arterielle Phase der Hirndurchblutung erstreckt. J. W. D. BULL hält in einer 1960 erschienenen Arbeit die Gefäßwandirregularitäten und Kaliberschwankungen (variation in the calibre) für diagnostisch sehr wertvoll, die Gefäßschlängelungen und Veränderungen der Teilungsgabel der A. carotis int. für weniger beweisend. An unserem eigenen Krankengut können wir feststellen, daß die Diagnose einer cerebralen Gefäß-Sklerose um so besser fundiert ist, je mehr von den angegebenen Gefäßveränderungen nachweisbar und je stärker dieselben ausgeprägt sind. Es möge aber schon jetzt darauf hingewiesen werden, daß die Diagnose eines cerebralen Gefäßprozesses keinesfalls dazu verleiten darf, eine andere Erkrankung, etwa einen Tumor, zu übersehen.

Als Beispiel eines apoplektischen Insultes infolge Hirnarteriosklerose mögen zunächst die Angiogramme eines praktischen Arztes dienen.

Der 59jährige Kollege hatte fünf Wochen vorher in seiner Wohnung nach einem belanglosen Schädeltrauma einen Schlaganfall mit rechtsseitiger Hemiparese, Somnolenz, Aphasie und zentralen Atemstörungen erlitten. Seit 16 Jahren war ihm ein Bluthochdruck bekannt. Hier wurde ein Wert von 170/100 gemessen. Die linksseitigen Carotisangiogramme zeigten auf dem Vorderbild, welches in einer späten Phase geschossen wurde, eine auffällig vermehrte Schlängelung der A. cerebri ant.

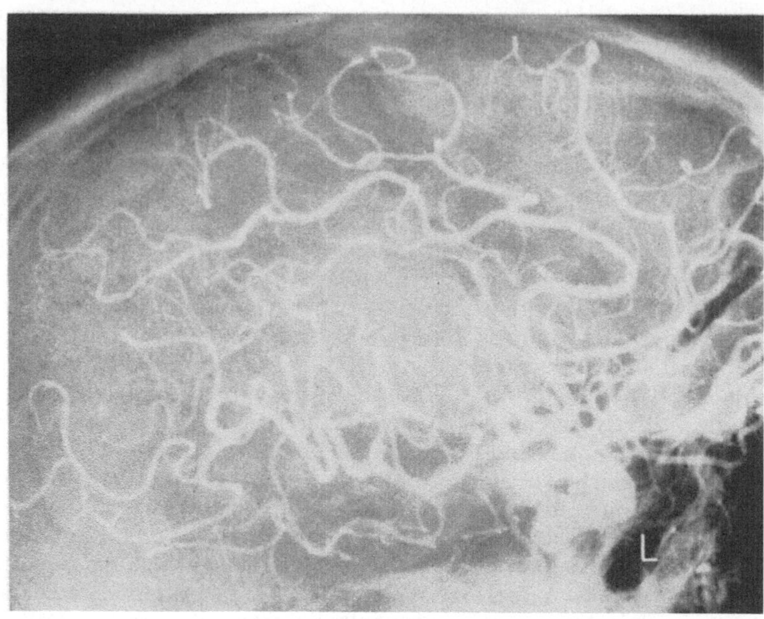

Abb. 23. Angiogramm eines Falles von typischer cerebraler Gefäß-Sklerose bei einem 59jährigen Mann mit einem apoplektischen Insult nach einem belanglosen häuslichen Schädeltrauma. In der späten Phase finden sich vermehrte Schlängelungen der Gefäße und Kaliberschwankungen, vor allem an der A. pericallosa, die oberhalb des Balkenknies an eine Perlschnur erinnert. An einem erneuten Insult ist der Patient 6 Wochen später ad Exitum gekommen

Auch Kaliberschwankungen waren hier bereits erkennbar. Dieselben fanden sich aber besonders auf dem Seitenbild (Abb. 23) der gleichen Phase, vor allem an der A. pericallosa, die oberhalb des Balkenknies an eine Perlschnur erinnert. Die Zirkulation erfolgte sichtlich verlangsamt. Der Patient ist sechs Wochen später an einem erneuten Insult ad Exitum gekommen. Ein Unfallzusammenhang bestand nicht.

Eine auffällige Weitstellung der großen Gefäße mit abruptem Gefäßabbruch und fehlender Darstellung der Endverzweigungen (periphere Gefäßarmut) zeigen die Angiogramme des nächsten Falles. Durch Hirnkammerluftfüllung konnte eine Hirnatrophie infolge der Cerbralsklerose objektiviert werden.

Ein 44jähriger Schmied, dessen Eltern beide an einem Schlaganfall gestorben waren, wurde nach einem leichten Schädeltrauma am nächsten Morgen bewußtlos im Bett aufgefunden. Als er nach zwei Tagen wieder auf Anruf reagierte, war er aphatisch und bewegte die rechte Seite weniger. In Anbetracht des Alters wurde vom Hausarzt ein Hirntumor vermutet und die Einweisung veranlaßt. Es fand sich eine leichte spastische Hemiparese rechts und eine völlige Aphasie. Am Augenhintergrund waren die Arterien eng und verliefen geschlängelt. Keine Stauungspapille. RR 190/110. Auf den Carotisangiogrammen (Abb. 24a) fanden sich keine Gefäßverdrängungen, die für einen Tumor sprechen könnten. Die großen Gefäße waren weitkalibrig. Die linke A. cerebri post. wies Einengungen auf. Die Kontrastmittelpassage erfolgt verzögert. Auffällig war ein weitgehendes Fehlen der Endäste.

Auch in späteren Phasen stellten sich die Rindengefäße nicht dar. Die Hirnkammer-
luftbilder (Abb. 24b) zeigten dann eine erhebliche Erweiterung beider Seitenventrikel und des 3. Ventrikels mit annähernder Symmetrie. Der Liquor einschließlich

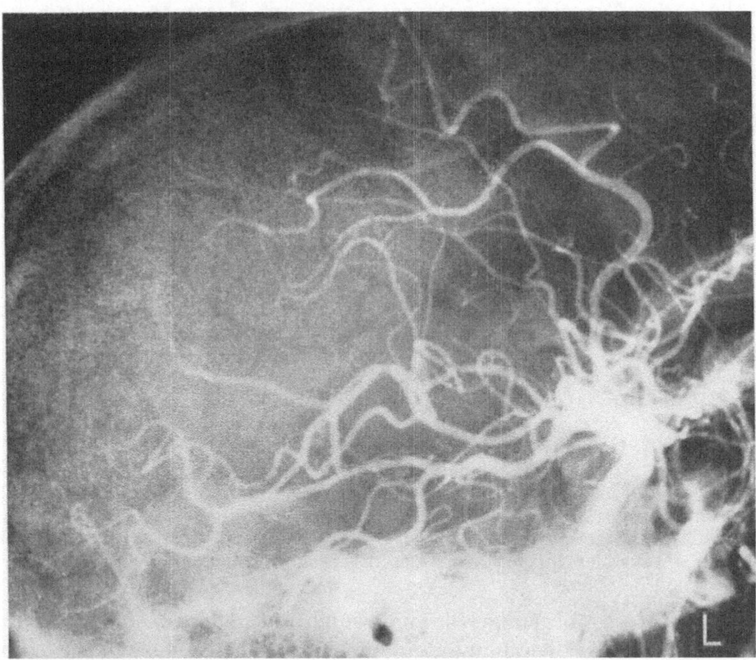

Abb. 24a. Cerebrale Gefäßsklerose bei einem 44jährigen Mann mit elongierten Gefäßen. Die
großen Arterien sind weitkalibrig und weisen einzelne Einengungen auf. Die Kontrastmittelpassage erfolgt verzögert. Auffällig ist ein weitgehendes Fehlen der Endäste. Auch in den
späteren Phasen stellen sich kleinere Rindengefäße nicht dar. Bei einer Kontrolle nach
3 Jahren ergaben sich dieselben Befunde. Kein Unfallzusammenhang

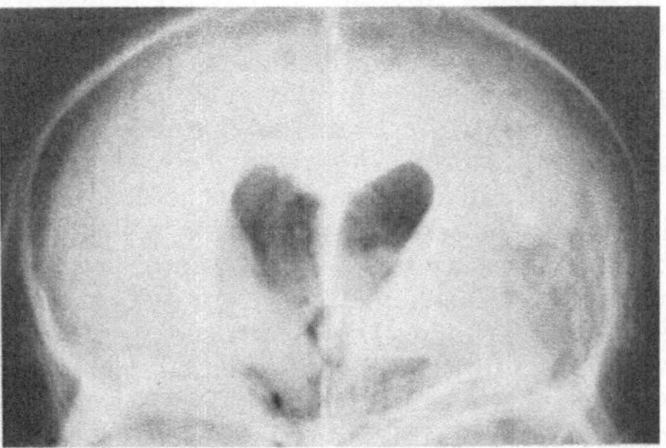

Abb. 24b. Die zugehöri-
gen Hirnkammerluftbil-
der zeigen eine erhebli-
che Erweiterung beider
Seitenventrikel als Aus-
druck eines hirnatrophi-
schen Prozesses auf dem
Boden der Gefäß-Skle-
rose. Der apoplektische
Insult erfolgte durch eine
akute cerebrale Dekom-
pensation und führte zu
einer Defektheilung

Elektrophorese war regelrecht. Es handelte sich demnach um einen hirnatrophischen
Prozeß auf dem Boden der Gefäß-Sklerose mit einem apoplektischen Insult infolge
akuter cerebraler Dekompensation. Der Patient konnte nur mit einer erheblichen
Defektheilung entlassen werden. Bei einer späteren nochmaligen Kontrolle wurden
dieselben angiographischen Befunde erhoben. Auch hier war ein Unfallzusammenhang nicht anzunehmen.

Deutliche arteriosklerotische Veränderungen mit Gefäßwandirregularitäten, Kaliberschwankungen und vermehrt geschlängeltem Verlauf

der A. carotis interna und der A. vertebralis fanden wir kürzlich gleichzeitig mit einer Gefäßanomalie, bei welcher die linke A. vertebralis nicht aus der A. subclavia, sondern aus der A. carotis interna daumenbreit oberhalb des Carotissinus entsprang und am Foramen magnum in die hintere Schädelgrube eintrat, ohne den Canalis vertebralis zu passieren. Es ist leicht verständlich, daß dadurch hämodynamische Besonderheiten auftreten können und eine vorzeitige Gefäß-Sklerose bedingen. Nach LINDGREN ist in $3^0/_{00}$ mit einer Ursprungsanomalie der A. vertebralis zu rechnen. Auch die anomalen Verbindungen zwischen der A. carotis und der A. basilaris, die carotidobasilären Anastomosen infolge Persistenz embryonaler Gefäße (A. primitiva trigemina, acustica und hypoglossica), neigen vermehrt zu apoplektischen Insulten und intrakraniellen Blutungen (WIEDENMANN und HIPP, MEYER und BUSCH u. a.).

Bei einer 60jährigen Frau, die wegen ungeklärter Opticusatrophie mit Visusverfall eingewiesen wurde, konnten wir mehrere flüchtige Insulte mit Somnolenz und aphatischen Störungen beobachten. Internistischerseits fand sich eine Hypertonie mit coronaren Durchblutungsstörungen. Auf den linksseitigen Carotisangiogrammen (Abb. 25) war der Anfangsteil der A. Carotis interna sichtlich erweitert. Im weiteren Verlauf war sie auffällig geschlängelt und zeigte erhebliche Kaliberschwankungen. In Höhe des 2. Halswirbelkörpers entsprang die linke A. vertebralis aus der A. carotis interna und zeigte die gleichen Gefäßveränderungen. Ohne den Canalis vertebralis zu passieren, trat sie im Foramen occipitale magnum in die hintere Schädelgrube ein. Infolge der geänderten Hämodynamik stellte sich nur die A. cerebri media mit ihren Ästen dar. Die linke A. cerebri ant. wurde über die A. communicans ant. von rechts her mitgefüllt. Auch die rechtsseitigen Hirngefäße zeigten die sklerotischen Zeichen.

Wie die Massenblutungen können auch die *malacischen Insulte* durch das nachfolgende Hirnödem zu einem Gefäßverlagerungssyndrom führen, wodurch sie sowohl mit intracerebralen Hämatomen als auch mit Tumoren ohne Gefäßanfärbung verwechselt werden können.

Ein 48jähriger Kaufmann, dem seit einem halben Jahr ein Bluthochdruck bekannt war, erlitt innerhalb von vier Wochen dreimal einen apoplektischen Insult mit rechtsseitigen Halbseitenzeichen. Der erste Anfall wurde mit einem leichten Schädeltrauma in Zusammenhang gebracht. Internistischerseits wurden eine Linkshypertrophie und ein stattgehabter Vorder- und Hinterwandinfarkt festgestellt. Die linksseitigen Carotisangiogramme (Abb. 26) nach dem 3. Insult zeigten eine deutliche Verdrängung der A. cerebri ant. im Vorderbild mit unzureichender Füllung, wobei nicht sicher zu entscheiden war, ob dieselbe hämodynamisch oder arteriosklerotisch bedingt war. Eine erhebliche Gefäß-Sklerose fand sich aber sowohl am stark erweiterten Carotissinus und am Carotissyphon als auch besonders am lateralen Gabelschenkel, d. h. an der A. cerebri media bis zu ihrer Teilung in die Sylvische Gruppe. Die Kontrastmittelpassage erfolgte stark verzögert. Das Seitenbild ließ ein weitgehendes Fehlen der Aa. operculares erkennen. Nach diesen Befunden handelte es sich um eine fortgeschrittene Arteriosklerose und um einen frontoparietalen Verdrängungsprozeß, der sich bioptisch als Encephalomalacie verifizieren ließ. Einen Unfallzusammenhang konnten wir nicht anerkennen.

Verschlüsse größerer Gefäße infolge Arteriosklerose sind selten. TÖNNIS und SCHIEFER konnten bei ihren Patienten mit Hirnarteriosklerose in keinem Falle einen Gefäßverschluß angiographisch nachweisen, während von DECKER und HOLZER unter 97 Gefäßverschlüssen 12 auf arteriosklerotischer Basis beschrieben wurden (diesen wurden nur 26 endangitische Verschlüsse entgegengestellt). Im eigenen Krankengut

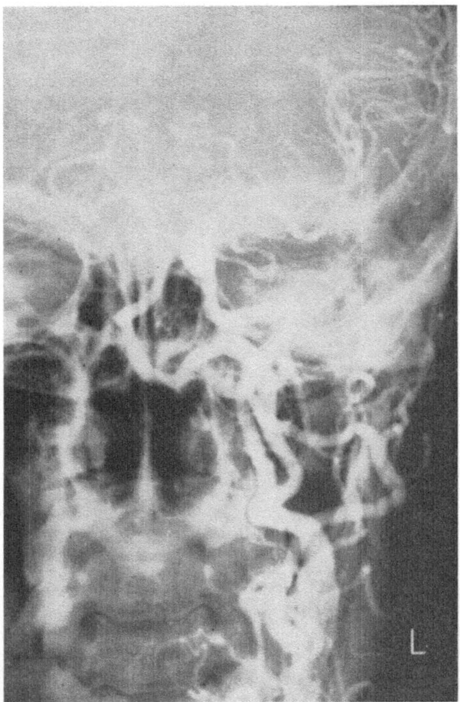
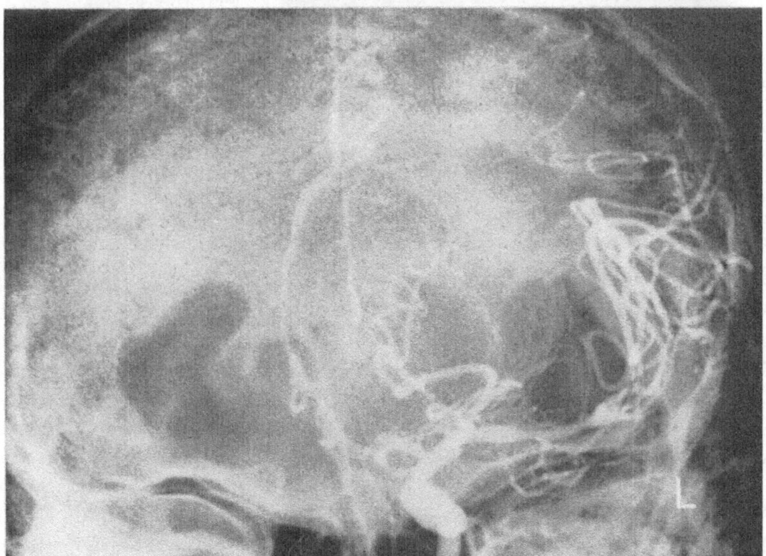

Abb. 25. Deutliche Gefäß-Sklerose mit Gefäßanomalie einer 60jährigen Patientin, die an mehreren flüchtigen Insulten erkrankte. Die linke A. vertebralis entspringt aus der linken A. carotis int., die oberhalb des Carotissinus stark erweitert ist. Die großen Arterien zeigen vielfache Einschnürungen. Die linke A. cerebri ant. war von rechts her gefüllt

Abb. 26. Malacischer Insult bei einem 48jährigen Mann mit Hypertonie, der innerhalb 4 Wochen 3 apoplektische Insulte erlitt. Auf den linksseitigen Carotisangiogrammen nach dem 3. Insult ist die A. cerebri ant. deutlich nach rechts verdrängt. Der Carotissinus, der Syphon und die Teilungsgabel zeigen starke sklerotische Veränderungen. Die Kontrastmittelpassage erfolgt stark verzögert, die Aa. operculares fehlen weitgehend. Kein Unfallzusammenhang

stehen zahlreichen endangitischen Gefäßverschlüssen nur vereinzelte arteriosklerotische gegenüber.

Ein 67jähriger Malermeister wurde 14 Tage vor der Aufnahme morgens nach dem Aufstehen bewußtlos. Als er nach vier Stunden wieder ansprechbar wurde, bemerkten die Angehörigen, daß er nicht mehr sprechen konnte und die rechte Seite

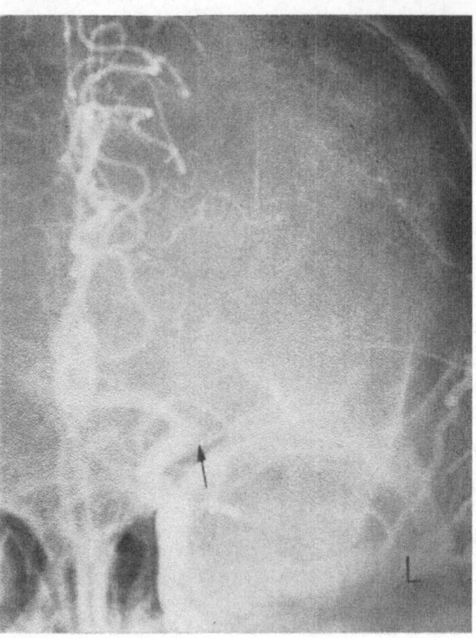

Abb. 27. Apoplektischer Insult infolge arteriosklerotischen Verschlusses der linken A. cerebri media direkt an der Teilungsgabel der A. carotis int. Der Carotissyphon zeigt hochgradige Konturunregelmäßigkeiten und Kaliberschwankungen. Die A. cerebri ant. ist elongiert und verläuft geschlängelt

weniger bewegte. Die Halbseitenlähmung nahm in den folgenden Tagen zu. Am Augenhintergrund wurde eine Stauungspapille festgestellt. RR 185/75. Die Einweisung erfolgte wegen Tumorverdachtes. Auf den linksseitigen Carotisangiogrammen (Abb. 27) fand sich ein Verschluß der A. cerebri media direkt an der Teilungsgabel der A. carotis interna. Der Carotissyphon wies hochgradige Konturunregelmäßigkeiten und Kaliberschwankungen auf. Die A. cerebri ant. war weitgestellt und verlief geschlängelt. Die Kontrastmittelpassage erfolgte verzögert. Infolge seines Hirninfarktes kam der Patient nach acht Tagen im Hirnkoma ad Exitum.

Die cerebrale Gefäß-Sklerose kann also durch Massenblutungen, Gefäßthrombosen und zirkulationsbedingter Hyp- bzw. Anoxie zum Schlaganfall führen, wobei im letzteren Falle der Gesamtkreislauf und der Blutdruck eine wesentliche ursächliche Bedeutung einnehmen. Welche Rolle den Angiospasmen der Hirngefäße für den Insult zukommt, ist noch immer nicht eindeutig zu beantworten. Während in den zwanziger Jahren von SPIELMEYER, WILDER, WESTPHAL, SPATZ u. a. die Gefäßkrämpfe bei der Arteriosklerose in den Vordergrund gestellt wurden, werden dieselben in letzterer Zeit von vielen Autoren als Ursache eines Insultes abgelehnt (DENNY-BROWN, BERNSMEIER, BAY, LUTTEROTTI, ZÜLCH, PICKERING u. a.). Bei den noch zu erörternden funktionellen Durchblutungsstörungen sollen unsere eigenen Beobachtungen erwähnt werden.

b) Endangitis obliterans

Eine weitere sehr wichtige Gruppe von organischen Durchblutungsstörungen der Hirnstrombahn, die zum apoplektischen Insult führen können, stellt die Endangitis obliterans oder Winiwarter-Buergersche-Krankheit dar. Sie ist ein stets ernst zu beurteilendes Leiden, welches zur Generalisierung neigt, dabei aber bestimmte Körperregionen bevorzugt. Neben den Extremitäten werden die Hirngefäße gehäuft betroffen. Es kann hier nicht näher auf die immer noch nicht völlig geklärte Ätiologie und Pathogenese eingegangen werden. Die pathologischen Hirnveränderungen wurden von SPATZ und LINDENBERG ausführlich dargestellt. Aus klinischer Sicht wurde die Endangitis des Gehirns von O. FOERSTER, SUNDER-PLASSMANN, TÖNNIS, STENDER, RIECHERT, v. HASSELBACH, LLAVERO u. a. beschrieben, so daß auf diese zahlreichen Arbeiten verwiesen werden kann. An der cerebralen Strombahn interessieren uns vor allem zwei Formen, nämlich das vorwiegende Befallensein einmal der großen und mittleren Arterien, zum anderen der distalen Gefäße. Das klinische und anatomische Bild der cerebralen Endangitis obliterans ist aber so wechselvoll und vielgestaltig, daß eine strenge Unterteilung nicht immer möglich ist. Im Rahmen des apoplektischen Insultes können nur solche Fälle berücksichtigt werden, die mit akuten Störungen des Bewußtseins und Herdzeichen einhergehen. Die chronischen Formen mit mehr allgemeiner Symptomatik wie Kopfschmerzen, Schwindel, Parästhesien, flüchtige oder progrediente Hemiparesen, psychische Veränderungen usw. müssen übergangen werden. Die Endangitis obliterans cerebri wurde erstmalig von SUNDER-PLASSMANN im Jahre 1936 durch die Arteriographie am Lebenden sicher nachgewiesen. Weitere Autoren (BENEDEK, BROBEIL, KIRCHHOFF, RÖTTGEN, VAN DEN BERGH, DECKER, SCHOBER u. a.) haben wichtige Merkmale beschrieben. Im Gegensatz zur Arteriosklerose finden sich bei der Endangitis obliterans nie Gefäßerweiterungen. An den großen Gefäßen zeigen sich Wanddefekte, Einengungen bis zum Verschluß und ein ausgezogener Carotissyphon. Teilweise sind alle Gefäße enggestellt. Die peripheren Gefäße sind vielfach obliteriert und zeigen die granuläre Hirnatrophie an. Auch eine vermehrte Schlängelung und drahtige Ausziehung wird beobachtet. Die Kontrastmittelpassage erfolgt verzögert. Differentialdiagnostisch läßt sich die Endangitis obliterans cerebri von der Arteriosklerose angiographisch im allgemeinen durchaus abgrenzen. Bei der Arteriosklerose ist das Gefäßkaliber vergrößert, bei der Endangitis verengt. Die Zirkulationsverlangsamung erfolgt hier meist in umschriebenen Gefäßbezirken. Gefäßverschlüsse sind bei der Arteriosklerose selten (TÖNNIS und SCHIEFER konnten bei Patienten mit Hirnarteriosklerose in keinem Falle einen Gefäßverschluß nachweisen), bei der Endangitis finden sich zahlreiche Verschlüsse der größeren Arterien. Gerade diese nehmen im Rahmen des apoplektischen Insultes einen breiten Raum ein. In einer vor kurzem erschienenen Studie über die cerebrale Angiographie in der Diagnostik des Schlaganfalles berichtete J. W. D. BULL über 80 Patienten zwischen 30 und 70 Jahren, daß sich 26mal ein Verschluß eines größeren Gefäßes nachweisen ließ. Davon waren die A. carotis interna

14mal, die A. cerebri med. 8mal, die A. cerebri ant. und die A. basilaris je 2mal betroffen. Weitere umfangreichere Beobachtungen wurden von JOHNSON und WALKER sowie von DECKER und HOLZER mitgeteilt. TÖNNIS und SCHIEFER fanden unter 51 Fällen mit der Verdachtsdiagnose Endangitis obliterans 16 Gefäßverschlüsse. An unserer Klinik konnten bisher über 80 Obliterationen der Hirngefäße angiographisch erfaßt werden. Die häufigste Verschlußstelle liegt an der Teilungsgabel der A. carotis communis.

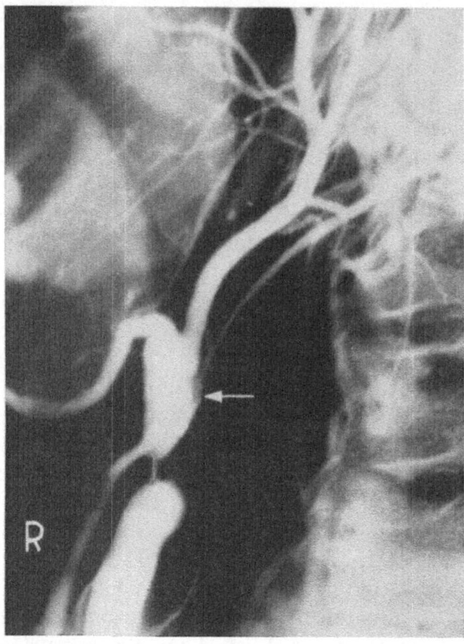

Abb. 28. Verschluß der rechten A. carotis int. direkt am Sinus und hochgradige Einengung der A. carotis communis dicht unterhalb bei einnem 35jährigen Mann. Der akute Gefäßverschluß führte zu einem apoplektischen Insult. Das gleichzeitige Auftreten einer akuten Obliteration der rechten A. femoralis ist auf eine zentrale Auslösung des peripheren Gefäßschadens zurückzuführen. Der Sturz stellte keine Unfallfolge, sondern den Beginn des Insultes dar

Ein 35jähriger Verwaltungsbeamter kam auf dem Heimweg mit dem Fahrrad ohne äußeren Anlaß zu Fall. Er konnte sogleich den linken Arm und das linke Bein nicht mehr bewegen, war bewußtseinsgetrübt und desorientiert. Am nächsten Morgen bemerkte die Ehefrau, daß das rechte Bein deutlich kälter war. Die Einweisung erfolgte zur Klärung, ob eine Hirnverletzung oder ein Schlaganfall vorliege. Bei der Aufnahme am Tage nach dem Sturz war der vorher intelligente Patient äußerst verlangsamt. Die von der Ehefrau erhobene Vorgeschichte ergab lediglich zeitweilige leichte Kopfschmerzen seit zwei Monaten und einen erheblichen Nicotin- und Alkoholabusus seit längerer Zeit. Es fand sich eine linksseitige spastische Hemiparese und ein Nystagmus nach rechts. Das rechte Bein fühlte sich kalt an, der Femoralis- und die Fußpulse waren nicht tastbar. Am linken Bein waren die Pulse gut zu fühlen. Der Blutdruck war mit 120/80 nicht erhöht. Auf den rechtsseitigen Carotisangiogrammen (Abb. 28) fand sich eine starke Kalibereinengung der A. Carotis communis fingerbreit unterhalb der Teilungsgabel und ein Verschluß der A. Carotis interna dicht oberhalb. Nach beiderseitiger Halsgrenzstrangresektion bildeten sich die psychischen Störungen und die Hemiparese soweit zurück, daß der Patient seine Tätigkeit im höheren Verwaltungsdienst wieder aufnehmen konnte.

Bei der Generalisierung der Endangitis obliterans war der Sturz mit dem Fahrrad ohne ersichtlichen Grund nicht die Folge eines Unfalles, sondern der Beginn des apoplektischen Insultes infolge akuten Verschlusses der rechten A. carotis interna. Dieser Fall mit dem gleichzeitigen Auftreten akuter Verschlüsse zweier großer Gefäße an einer Körperseite, nämlich der rechten A. carotis interna und der rechten A. femoralis, dürfte wohl eindeutig beweisen, daß der vegetativen Innervation und den übergeordneten vegetativen Zentren eine beherrschende Rolle zukommt. Nach den Untersuchungen von O. FOERSTER und O. GAGEL befindet sich im Zwischenhirn ein supraspinales Vasomotorenzentrum. FOERSTER

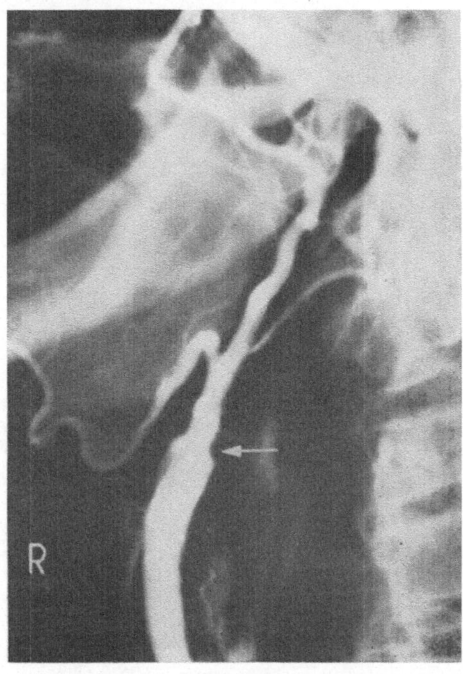

Abb. 29 a u. b. Endangitischer Verschluß der rechten A. carotis int. direkt am Carotissinus (←). Von links her erfolgte keinerlei Kollateraldurchblutung. Dagegen wird der gesamte rechtsseitige Großhirnhemisphärenkreislauf über eine kaliberstarke A. communicans post. von der rechten A. vertebralis neben den Kleinhirngefäßen gefüllt

Abb. 29 a

nimmt an, daß das diencephale Gefäßnervenzentrum einen vorderen parasympathischen und einen hinteren sympathischen Bezirk enthält. Die von da ausgehenden Impulse ziehen durch die Hirnschenkel und die Medulla oblongata zu bestimmten Rückenmarksabschnitten, um von dort über die spinalen Wurzeln, die Rami communicantes und den sympathischen Grenzstrang auf periarteriellen, vagischen und splanchnischen Bahnen ihr peripheres Organziel zu erreichen (STURM). Das zentrale und periphere vegetative Nervensystem stellen eine funktionelle Einheit dar. Wie SUNDER-PLASSMANN eingehend ausgeführt hat, ist kausalgenetisch für die Endangitis obliterans eine genbedingte Komponente zu fordern sowie eine *pathergische Reaktionslage* des Organismus, bei welcher das vegetative Nervensystem von vornherein im Mittelpunkt steht. Danach können bei prädisponierten Menschen durch verschiedene Noxen (z. B. Nicotin, Fokalinfekte) Schäden entstehen, die sowohl in der Peripherie als auch in den hypothalamischen Zentren angreifen können.

Der vorhin beschriebene Fall dürfte die zentrale Auslösung des peripheren
Gefäßschadens überzeugend dargelegt haben. Für das Hirn trifft auch
hier zu, daß es sowohl *regulierendes* als auch *reguliertes* Organ ist.

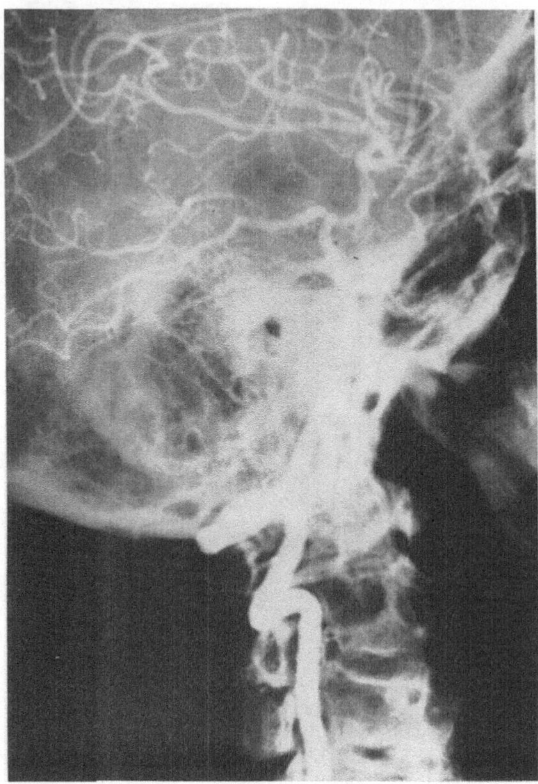

Abb. 29 b

Die lebenswichtige Bedeutung des Kollateralkreislaufes über den
Circulus arteriosus Willisi demonstriert der nächste Fall.

Ein 53jähriger kaufm. Angestellter erkrankte ohne Vorboten und ohne äußeren
Anlaß apoplektiform mit linksseitiger Hemiparese und Bewußtseinsstörung, wodurch er zu Fall kam. Auf den rechtsseitigen Carotisangiogrammen (Abb. 29a) war
die A. Carotis interna direkt an der Teilungsgabel verschlossen. Durch retrograde
Füllung war noch die A. Vertebralis mitdargestellt. Die Angiogramme der linken
Seite zeigten nur eine Füllung der linken Hemisphärengefäße einschließlich der
A. cerebri post. Von der rechten A. Vertebralis aus (Abb. 29b) stellte sich dann über
eine kaliberstarke A. communicans post. der gesamte rechte Hemisphärenkreislauf
nebst den Kleinhirngefäßen dar.

Diese Art der Kollateraldurchblutung der Hirnstrombahn ist für das
seltene Ereignis eines doppelseitigen Verschlusses der A. carotis int.
nahezu obligat. Wir selbst haben bisher einen solchen Fall nicht erlebt.
1957 berichtete Kříž über 25 Beobachtungen in der Weltliteratur. Eine
weitere Mitteilung brachte Groch 1960 über 2 eigene Beobachtungen.

Erfolgt der Verschluß der A. carotis int. kurz oberhalb der Carotisgabel, so findet sich ein spindelförmiger oder zipfeliger Kontrastmittelstop als Rest des Lumens. Ein konkaves Ende des Kontrastmittelschattens ist lediglich bei frischen Embolien (s. Abb. 35) zu finden.

Abb. 30 zeigt einen endangitischen Verschluß der rechten A. Carotis int. etwa 1 cm oberhalb des Carotissinus eines 45jährigen Schlossers, der während der Arbeit an einem apoplektischen Insult mit linksseitiger Hemiparese erkrankte, nachdem er acht Wochen vorher über Kopfschmerzen geklagt hatte. Sechs Jahre vorher hatte

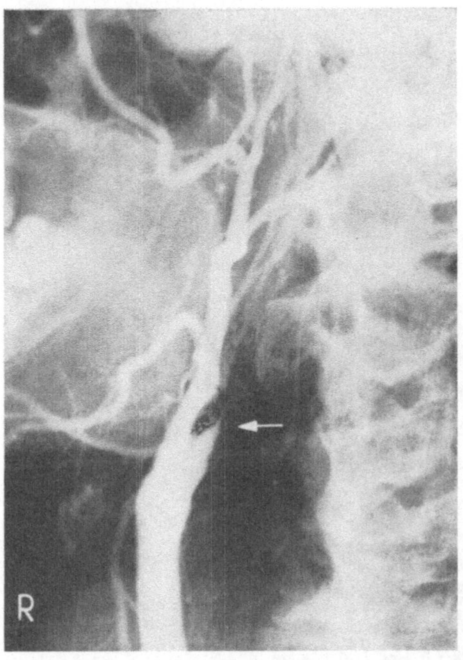

Abb. 30. Endangitischer Verschluß (←) der rechten A. carotis int. 1 cm oberhalb des Carotissinus als Ursache eines apoplektischen Insultes bei einem 45jährigen Mann mit generalisierter Endangitis obliterans. Ein Zusammenhang mit einem Arbeitsvorgang konnte nicht angenommen werden

er das linke Bein nach einer oberflächlichen Hautverletzung wegen „Brandes" verloren. Es handelte sich also um eine generalisierte Endangitis obliterans. Von der linken A. Carotis her wurde die rechte Großhirnhemisphäre über die A. communicans ant. mitdurchblutet. Nach beiderseitiger Halsgrenzstrangresektion bildete sich die Hemiparese weitgehend zurück.

Eine weitere charakteristische Verschlußstelle der A. carotis int. findet sich im Syphonbereich. Gerade bei diesen Verschlüssen sind nur technisch einwandfreie Angiogramme zur Beurteilung brauchbar, damit keine Täuschung durch einen injektionsbedingten „Artefakt" erfolgt. Eine Darstellung auch der Gegenseite ist hier unbedingt erforderlich.

Eine 53jährige Hausfrau, die früher stets gesund war, erkrankte nach einem geringfügigen Kopftrauma mit linksseitiger Hemiparese und Desorientiertheit. Die anfänglich schlaffe Halbseitenlähmung wurde bald spastisch. Das Babinskische Zeichen war links positiv. Augenhintergrund und Blutdruck waren regelrecht. Auf den rechtsseitigen Carotisangiogrammen füllten sich in der normalen arteriellen Phase nur die Externagefäße regelrecht. In einer späten Phase (Abb. 31) stellte sich die A. Carotis int. mit einer starken Kalibereinengung und geschlängeltem Verlauf dar. Im Canalis caroticus lag ein zipfeliger Verschluß vor. Von links her erfolgte eine

Doppelfüllung der Hemisphärenkreisläufe wie bei dem vorigen Fall. Nach Halsgrenzstrangresektion trat auch hier eine Besserung ein.

Die Winiwarter-Buergersche Krankheit stellt beim *weiblichen* Geschlecht hinsichtlich der Extremitätengefäße eine Rarität dar. In der
cerebralen Strombahn kommt sie dagegen nach unseren jüngsten Untersuchungen durchaus nicht so selten vor, wie es nach dem Schrifttum den
Anschein haben könnte. Im Gegensatz zum männlichen Geschlecht
findet sich bei Frauen überwiegend die periphere Form auf die noch
eingegangen wird.

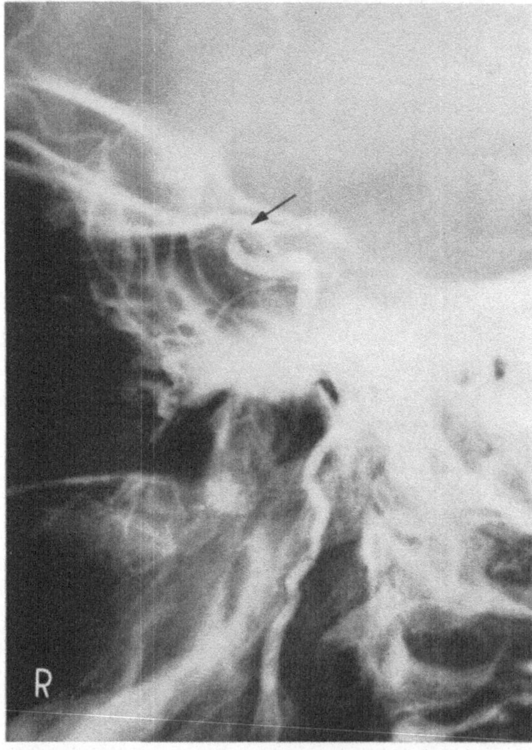

Abb. 31. Endangitischer
Verschluß der A. carotis
int. im Syphonbereich(←)
In der arteriellen Phase
erfolgt die Zirkulation
in der A. carotis int.
stark verzögert. In einer
späteren Phase hat sich
die stark eingeengte und
geschlängelt verlaufende
Arterie mit dem zipfeli-
gen Verschluß im Syphon
dargestellt. Von links her
erfolgte eine Doppelfül-
lung. Kein Zusammen-
hang mit einem leichten
Schädeltrauma

Die Ausbildung eines Kollateralkreislaufes über die Gesichtsäste der
A. carotis externa (A. facialis, A. maxillaris und A. temporalis superficialis) zur A. ophthalmica, in welcher der Blutstrom dann umgekehrt
erfolgt, zeigt der nächste Fall.

Ein 40jähriger Elektriker fiel während der Arbeit ohne erkennbare Ursache von
einem 2 m hohen Gerüst, war einige Minuten bewußtlos, hatte dann über Kreuz-
schmerzen und zeitweilige Kopfschmerzen zu klagen und konnte den linken Arm
und das linke Bein nicht mehr richtig bewegen. Psychisch war er seit dem „Fall"
stark verändert und verlangsamt. Diese Abweichungen wurden von der zuständigen
Berufsgenossenschaft als Unfallfolge anerkannt und auf eine erlittene Hirnkontusion zurückgeführt. Wegen starker spastischer Kontrakturen wurde er uns zwei
Jahre nach dem Unfall eingewiesen. Die rechtsseitige Carotisangiographie (Abb. 32)
klärte dann die Ursache der Halbseitenlähmung auf. Die A. Carotis int. war im

Halsabschnitt nur stricknadeldick und von der Schädelbasis bis dicht unterhalb
der Teilungsgabel total verschlossen. Der Verschluß wurde, wenn auch unzureichend, durch Kollateralgefäße der A. Carotis externa über die A. ophthalmica
überbrückt. Es handelte sich demnach um eine ausgeprägte Endangitis obliterans
mit Einengung der A. Carotis interna im extrakraniellen Abschnitt und völligem
Verschluß im Syphonbereich. Da auch an den unteren Extremitäten deutlich
Durchblutungsstörungen nachweisbar waren, mußte ein generalisierter Gefäßprozeß angenommen werden. Die akute Halbseitenlähmung und die psychischen
Störungen waren nicht die Folge des Sturzes, sondern der Fall vom Gerüst erfolgte
im Beginn des apoplektischen Insultes infolge akuten Verschlusses der A. Carotis
interna.

Neben den Verschlüssen der A. carotis interna infolge Endangitis
obliterans (die Obliterationen aus anderen Ursachen werden später auf-

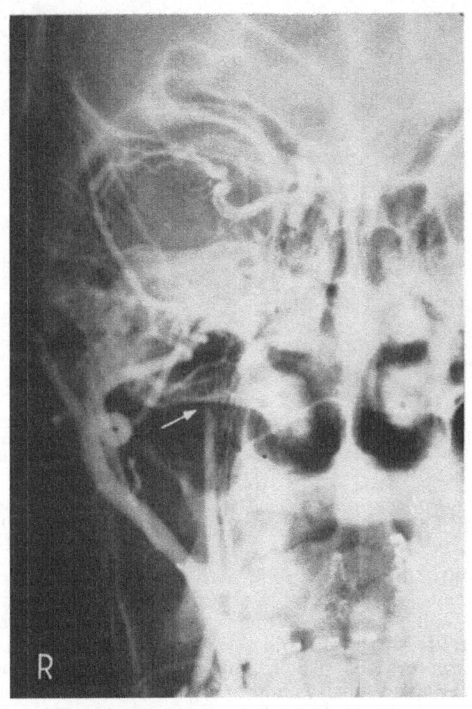

Abb. 32. Endangitischer
Verschluß der rechten
A. carotis int. im Sy-
phonbereich. Im Halsab-
schnitt besteht eine deutliche Einengung. Der
Gefäßverschluß wird,
wenn auch unzureichend
durch Kollateralgefäße,
insbesondere durch die
A. ophthalmica über-
brückt. Die Zirkulation
über den Kollateral-
kreislauf erfolgt erheb-
lich verzögert. Der akute
Verschluß führte zu ei-
nem unfallabhängigen
Schlaganfall

geführt) kommt denen der A. cerebri media eine geringere Bedeutung zu.
Hier nehmen die Embolien ursächlich die wichtigere Rolle ein. Während
der allmähliche Verschluß der mittleren Hirnarterie klinisch am
ehesten an einen tumorösen Prozeß im Bereich der Zentralregion denken
läßt, verläuft der akute, zum Hirninfarkt führende Verschluß stets unter
den Erscheinungen eines apoplektischen Insultes.

Ein 33jähriger Maschinist, dessen Vorgeschichte völlig unauffällig war, erkrankte
nach anstrengender Arbeit am Abend mit heftigen Kopfschmerzen und wurde
bewußtlos. Als er nach zwei Tagen wieder zu sich kam, klangen auch die nur
leichten rechtsseitigen Halbseitenzeichen bald an. Nach 14 Tagen war er wieder
beschwerdefrei. Der Blutdruck war stets normal. Wegen des Schlaganfalles im
Alter von 33 Jahren wurde er von dem behandelnden Internisten zur Klärung

4*

der Ursache eingewiesen. Auf den linksseitigen Carotisangiogrammen (Abb. 33) war die A. carotis interna auffällig kaliberdünn. Die A. ophthalmica, die mit Kollateralen der Gesichtsarterien anastomosierte, zeigte ein starkes Kaliber. Am Abgang der

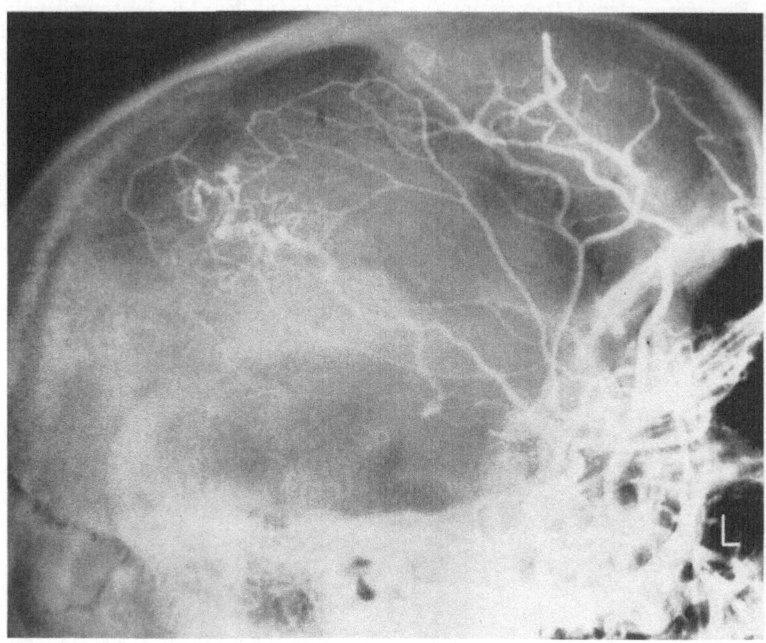

Abb. 33. Endangitischer Verschluß der linken A. cerebri med. bei einem 33jährigen Mann. Die linke A. carotis int. ist auffällig kaliberdünn. Die A. ophthalmica, die mit Kollateralen der Gesichtsarterien anastomosiert, zeigt ein starkes Kaliber. An ihrem Abgang endet die A. carotis int. Die A. cerebri ant. füllt sich über Anastomosen. Von der A. meningea media und der A. temporalis superficialis her stellt sich in der oberen Postzentralregion ein Konvolut von Anastomosen dar, welches an ein Angiom denken läßt. Diese Anastomosen kompensieren den Mediaverschluß. Der Insult war auf den akuten Gefäßverschluß und nicht auf einen Arbeitsvorgang zurückzuführen

A. ophthalmica endete die A. Carotis interna. Über zahlreiche dünne Anastomosen füllte sich die A. cerebri anterior. Dieselbe stand median. Die A. cerebri media fehlte völlig. Von der A. meningea media als auch von der A. temporalis superficialis her stellte sich in der oberen Postzentralregion ein Gefäßkonvolut dar, welches an ein Angiom denken ließ. Auf den Vergleichsangiogrammen der rechten Seite war der mediane Gabelschenkel aufgerauht und stenosiert. Die Mediagruppe war vollständig gefüllt. Es handelte sich also um eine ausgedehnte Endangitis obliterans mit akutem völligen Verschluß der linken A. cerebri media und fortgeschrittenen Gefäßprozeß der linken und rechten A. cerebri ant. Der Verschluß der linken mittleren Hirnarterie wurde durch zahlreiche Kollateralgefäße der A. meningea media und A. temporalis superficialis kompensiert. Ein Zusammenhang mit dem Arbeitsvorgang bestand nicht.

Die Endangitis obliterans, die zum apoplektischen Insult führt, zeichnet sich also im allgemeinen dadurch aus, daß sich angiographisch Gefäßverschlüsse nachweisen lassen. Die diffusen endangitischen Gefäßprozesse an der cerebralen Strombahn führen erst allmählich zu psychischen Veränderungen, Sprachstörungen, Schreibstörungen, Visuseinschränkung, Paresen und zur Somnolenz. Wie kennen aber auch einzelne Fälle, bei denen es zu einem Schlaganfall kam, wenn zu dem bereits bestehenden

Gefäßleiden noch eine zusätzliche Belastung hinzukam. Als Beispiel möge der relativ seltene Fall einer Endangitis obliterans bei einer weiblichen Patientin vor der Menopause dienen, bei welcher sich noch das klinische Bild einer sogenannten Livedo racemosa fand.

Eine 36jährige Frau erkrankte erstmalig im Alter von 29 Jahren während der Mitte ihrer ersten Gravidität plötzlich mit starken Kopfschmerzen und linksseitiger Hemiparese. Da der Blutdruck erhöht und im Urin Eiweiß nachweisbar war, wurde

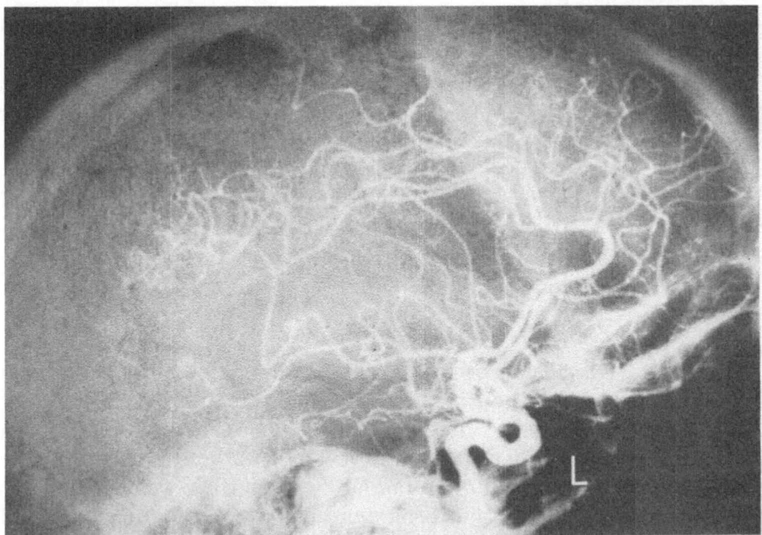

Abb. 34. Endangitis obliterans der peripheren Hirngefäße bei einer 36jährigen Frau mit mehreren apoplektischen Insulten bei besonderen Belastungen (Partus, Appendektomie). Die Aa. cerebri ant., die von links her doppelt gefüllt sind, verlaufen geschlängelt. Auffällig ist ein dünnes Kaliber aller Gefäße, die nicht bis an die Hirnrinde heranreichen. Die zugehörigen Encephalogramme zeigten die dadurch bedingte hirnatrophische Ventrikelerweiterung

im Heimatkrankenhaus eine Schwangerschaftsnephropathie angenommen und entsprechend behandelt. Sie konnte dann noch ein gesundes Kind austragen. In den nächsten vier Jahren erfolgten drei Totgeburten im mittleren Drittel der Schwangerschaft. Sie hatte häufig über Schwindel und Herzbeschwerden zu klagen. Der Blutdruck war wechselnd. Die Familienvorgeschichte der Patientin wies eine erhebliche Belastung hinsichtlich Gefäßerkrankungen auf. Insbesondere väterlicherseits waren mehrere Schlaganfälle von Familienmitgliedern bereits im mittleren Lebensalter zu verzeichnen. Anfang Januar 1960 mußte sie dann appendektomiert werden. Am Tage nach der Operation erkrankte sie wieder mit einem apoplektischen Insult und war linksseitig gelähmt. Die Haut der Extremitäten war blau verfärbt. Nach weitgehendem Rückgang der Paresen erfolgte die Einweisung zur Klärung. Es fand sich bei der Aufnahme noch eine Schwäche der linken Extremitäten. Die Kehrerschen Reflexe waren beiderseits positiv. Psychisch machte sie einen depressiven und verlangsamten Eindruck. Am Augenhintergrund bestand rechts eine deutliche und links eine leichte Abblassung der Papille im Sinne einer Sehnervenatrophie. Die Arterien waren rechts gegenüber links verengt. Die Blutdruckwerte waren normal. Die Haut der Extremitäten war deutlich marmoriert. Die histologische Untersuchung ergab die Veränderungen der Livedo racemosa mit sternförmigem Aufzweigen der Gefäße. Im Liquor fand sich lediglich eine leichte Albuminvermehrung. Auf den beiderseitigen Carotisangiogrammen (Abb. 34) waren sichere Gefäßverlagerungen nicht nachweisbar. Die vorderen Hirnarterien, die von links her doppelt gefüllt waren und sich von rechts her nicht darstellten, verliefen auf-

fällig geschlängelt. Auffällig war ferner ein dünnes Kaliber aller Gefäße, die nicht
bis an die Hirnrinde heranreichten. Die Encephalogramme zeigten eine mäßige
Erweiterung des Ventrikelsystems und vermehrte Subarachnoidalfüllung. Es
handelte sich danach um eine cerebrale Endangitis obliterans mit Hirnatrophie bei
Livedo racemosa. Dieselbe hatte schon länger zu einer allgemeinen Symptomatik
mit Schwindel, Kopfschmerzen, psychischen Abweichungen usw. geführt. Durch
zusätzliche Belastungen (Graviditas mit Nephropathie, Operation der Appendicitis)
war es dann zu akuten cerebralen Insuffizienzerscheinungen mit apoplektiformen
Insulten gekommen.

Auf das Krankheitsbild der Livedo racemosa, welches in das Fach-
gebiet der Dermatologie gehört, kann hier nicht näher eingegangen
werden. Es sei lediglich erwähnt, daß sich diese durch eine Endarterio-
litis und Endophlebitis auszeichnende Erkrankung sowohl als Morbus
sui generis als auch als symptomatische Form findet. Nach KLÜKEN wird
die Livedo racemosa bei der Periarteriitis nodosa, der Endangitis obliterans, der Arteriosklerose, der Hypertonie sowie den spezifischen Entzündungen beobachtet und ein ursächlicher Zusammenhang angenommen. Ein solcher mit der Endangitis obliterans dürfte mit dem geschilderten Falle überzeugend dargelegt sein.

c) Hirnembolie

Neben der Arteriosklerose und der Endangitis obliterans zeichnen
sich gerade die *cerebralen Embolien* durch ihren apoplektischen Beginn
aus. Hier sind es vor allem die Verschlüsse der A. cerebri media, für die
ein Embolus ursächlich isn Frage kommt. TÖNNIS und SCHIEFER machen
für den embolischen Verschluß gerade dieses Gefäßes, welches den eigentlichen Endast der A. carotis interna darstellt, hämodynamische Gegeben-
heiten als wahrscheinlich verantwortlich. Der embolische Verschluß
kann sowohl direkt an der Teilungsgabel als auch dicht davon entfernt
statthaben. Ist der Embolus allerdings so groß, daß er die Teilungsgabel
nicht mehr passieren kann, so kommt es zum akuten Carotis-interna-
Verschluß. Ein konkav auslaufender Kontrastmittelstop spricht für eine
frische Embolie, ein konvexes Ende des Kontrastmittelschattens für
einen älteren thrombotischen Verschluß.

Eine 32jährige Frau erkrankte während einer Kinovorführung akut mit heftigen
Kopfschmerzen, Sehstörungen und Schläftrigkeit. Sie mußte wegen Unvermögens
zu gehen sogleich in das Bett gebracht werden. Die Kopfschmerzen klangen nach
drei Tagen ab. Es blieben aber erhebliche psychische Störungen und eine linksseitige
Hemiparese bestehen. Der Liquor war normal. Auf den rechtsseitigen Carotisangiogrammen (Abb. 35) fand sich ein Verschluß der A. carotis int. fingerbreit oberhalb
der Teilungsstelle mit konkavem Kontrastmittelstop. Die Ursache des embolischen
Verschlusses der rechten A. carotis int. konnte nicht geklärt werden. Nach beiderseitiger Halsgrenzstrangresektion trat eine weitgehende Restitution ein. Sieben
Monate nach dem Insult wurde die Patientin von einem gesunden Kinde mit
3500 g Gewicht entbunden.

Einen embolischen Verschluß der linken A. cerebri media dicht an der Teilungsgabel infolge einer Endokarditis zeigten die Angiogramme eines 28jährigen Post-
beamten, der während seines Dienstes ohne ersichtlichen Grund zu Fall kam und
bewußtlos war. Als er nach 24 Stunden wieder ansprechbar wurde, konnte er die
rechten Extremitäten nicht bewegen und war völlig aphatisch. Auf den linksseitigen Carotisangiogrammen, die drei Tage nach dem Insult angefertigt wurden,
fand sich ein embolischer Verschluß der A. cerebri media (Abb. 36a). Internistischerseits wurde eine Endokarditis festgestellt. Als sich nach konservativer Behandlung

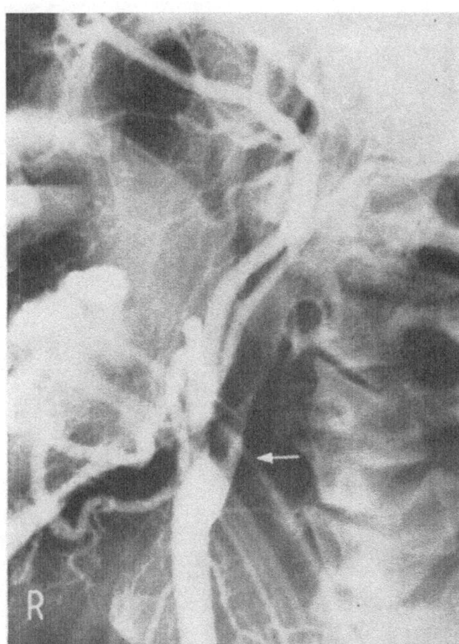

Abb. 35. Embolischer Verschluß (→) der rechten A. carotis int. bei einer 32 jährigen Frau als Ursache eines apoplektischen Insultes. Das konkave Ende des Kontrastmittels beweist eine frische Embolie

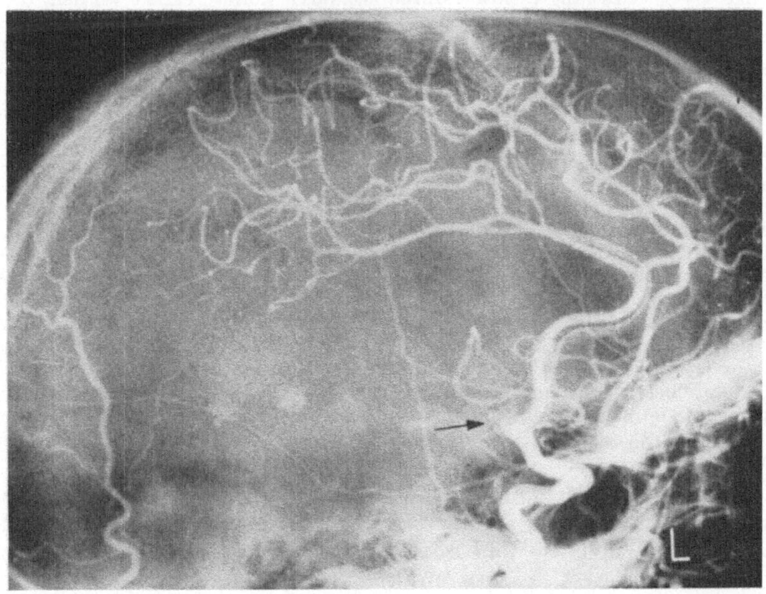

Abb. 36 a

Abb. 36a u. b. a) Embolischer Verschluß der linken A. cerebri med. (→) auf dem Boden der Mitralstenose mit Endokarditis, die zum Insult führte. Nach Halsgrenzstrangresektion bildeten sich die Halbseitenzeichen weitgehend zurück; b) Auf den Vertebralisangiogrammen stellten sich zahlreiche meningeale Anastomosen von der linken A. cerebri post. zum Temporalhirn hin dar

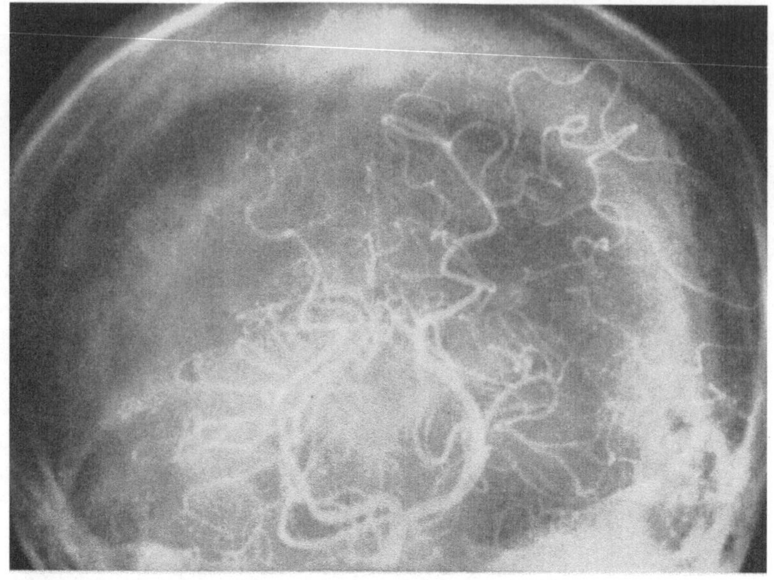

Abb. 36 b

keine Besserung der Hemiplegie und Aphasie einstellte, führten wir die beiderseitige Halsgrenzstrangresektion durch. Dadurch konnte erzielt werden, daß der Patient wieder allein zu gehen und sich zu verständigen imstande war. Bei einer Carotiskontrollarteriographie ergab sich derselbe Befund, so daß angenommen werden konnte, daß die cervicale Sympathektomie zu einer Besserung der Kollateraldurchblutung führte. Dieselbe ließ sich durch die Vertebralisangiographie (Abb. 36b) verifizieren, indem sich zahlreiche meningeale Anastomosen von der linken A. cerebri post. zum Temporoparietalhirn hin darstellten.

Einen septisch-embolischen Verschluß der linken A. cerebri media (Staphylokokken) in der Fossa Sylvii fanden wir angiographisch bei einem 28jährigen Mann, der von der Treppe stürzte und dann mit Schüttelfrost, hohem Fieber, Kopfschmerzen, Benommenheit und rechtsseitiger Halbseitenlähmung erkrankte. Auf dem Vorderbild war die A. cerebri ant. bei Doppelfüllung nach rechts verdrängt. Das Seitenbild (Abb. 37) zeigte dazu eine Hochdrängung des Hauptstammes der mittleren Hirnarterie. Das gesamte Fächerbild der Sylvischen Gefäßgruppe war nicht dargestellt. Die A. cerebri post. hatte sich über eine großkalibrige A. communicans post. mitgefüllt. Als Ursache der Gefäßverschlüsse fanden sich pathologischanatomisch Staphylokokken-Embolien mit Mikroabscessen, ausgedehnter hämorrhagischer Erweichung im Mark- und Rindenbereich des linken Temporallappens sowie mit subarachnoidaler Blutung und fortgeleiteter Meningo-Encephalitis. Der Sturz von der Treppe war nicht die Ursache, sondern die Folge des Insultes gewesen.

In seltenen Fällen kann es bei embolischen Gefäßverschlüssen durch Organisationsvorgänge zu einer Rekanalisation eines Gefäßverschlusses kommen. Von TÖNNIS und SCHIEFER wurde eine Rekanalisation eines Verschlusses der A. carotis interna, von DECKER und HOLZER der A. cerebri media mitgeteilt. An die Möglichkeit einer solchen ist zu denken, wenn längere Zeit nach einem apoplektischen Insult normale Angiogramme gefunden werden. Auch wir hatten Gelegenheit, die Wiederdurchgängigkeit einer A. cerebri media beobachten zu können.

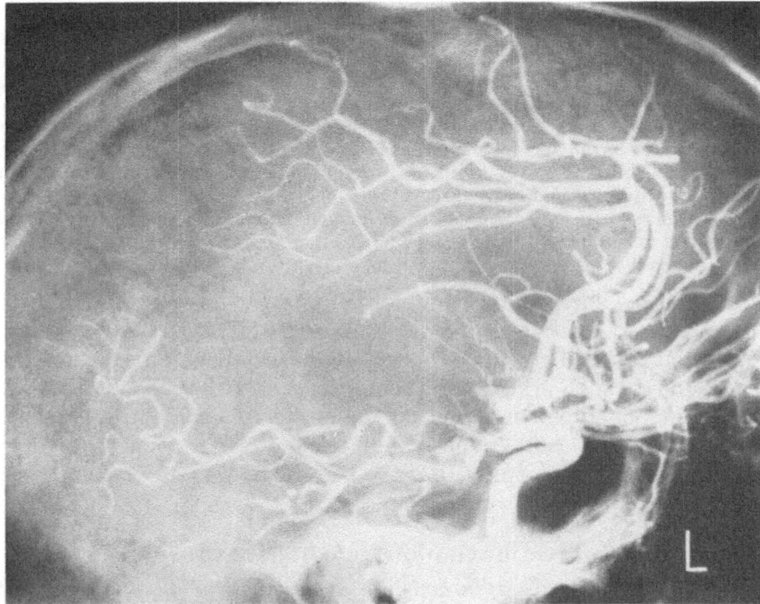

Abb. 37. Septisch-embolischer Verschluß der linken A. cerebri med. bei einem 28jährigen Mann, der in einem Insult mit Schüttelfrost von der Treppe stürzte. Die Aa. cerebri ant. sind doppelt gefüllt und weitgestellt. Eine Weitstellung zeigt auch die A. cerebri post. Von der A. cerebri med. ist nur ein Hauptast dargestellt. Derselbe ist hochgedrängt. Das Fächerbild der Sylvischen Gruppe fehlt vollständig

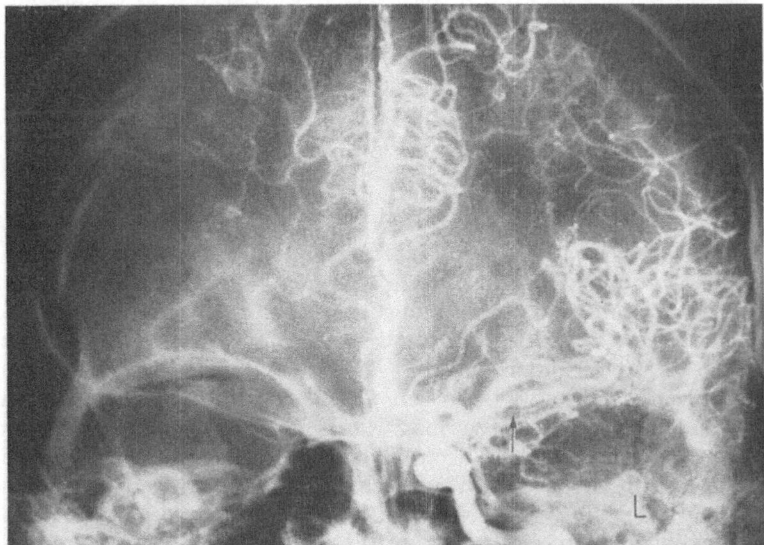

Abb. 38. Die Kontrollangiographie nach einem embolischen Verschluß der linken A. cerebri med. zeigt eine Rekanalisation mit Wiederdarstellung der Sylvischen Gruppe. Fingerbreit neben der Teilungsgabel ist eine Stenosierung (↑) der A. cerebri media nach dem früheren embolischen Verschluß noch zu deutlich zu erkennen

Ein 53jähriger Ingenieur erkrankte während einer anstrengenden Dienstreise mit rechtsseitiger Halbseitenlähmung, Sprach-, Schreib- und Lesestörungen sowie rechtsseitigen Sensibilitätsstörungen. Angiographisch fand sich ein embolischer Verschluß der linken A. cerebri media dicht neben der Teilungsgabel. Die Hemiparese bildete sich in der Folgezeit auf konservative Behandlung mit Halsgrenzstrangblockaden und gefäßerweiternden Mitteln zurück. Die aphatischen Störungen konnten erst durch die cervicale Sympathektomie gebessert werden. Die Kontrollangiographie (Abb. 38) zeigte dann, daß die linke mittlere Hirnarterie mit ihren Ästen wieder großenteils gefüllt war. Auf dem Vorderbild war jedoch etwa 1 cm von der Teilungsgabel entfernt eine Stenosierung nach früherem embolischen Verschluß noch deutlich zu erkennen. Mit dem Eintritt einer Rekanalisation ist aber, wie die seltenen Beobachtungen zeigen, keinesfalls von vornherein zu rechnen.

Wie schon bei der Besprechung der traumatischen sub- und epiduralen Hämatome erwähnt wurde, ist es sehr wichtig, daß alle bewußtlosen Verunfallten laufend und genau beobachtet werden, damit ein zusätzlicher Insult sogleich erkannt und entsprechend behandelt werden kann. Nach einem Schädelhirntrauma ist neben den Rhexisblutungen infolge Gefäßzerreißungen und den traumatischen Aneurysmen auch mit Gefäßthrombosen und funktionellen Durchblutungsstörungen zu rechnen.

d) Traumatische Gefäßthrombosen

Die *traumatischen Gefäßthrombosen* können, wie Löhr schon 1936 beschrieb, durch kleine Intimaeinrisse infolge Zerrung, Quetschung und Kompression entstehen, und zwar sowohl in bereits pathologisch veränderten als auch in gesunden Gefäßen. Nach Krauland sind es wie bei den traumatischen Aneurysmen wiederum die Aa. carotides cerebrales, die Aa. vertebrales und die A. basilaris, die bei stumpfen Gewalteinwirkungen gezerrt und verletzt werden können. Die Entstehung einer Gefäßthrombose ist im allgemeinen an verschiedene Faktoren gebunden (Verlangsamung der Blutströmung, pathologische Gefäßwandveränderung, Änderung der Blutzusammensetzung). In der überwiegenden Mehrzahl der Fälle heilen Gefäßwandverletzungen ohne Folgen ab, wie die zahlreichen Arterienpunktionen und Gefäßoperationen zeigen. Das Beispiel eines dreijährigen verletzten Kindes, bei dem sicherlich kein Verdacht auf eine organische Gefäßwanderkrankung besteht, dürfte jedoch überzeugen, daß es in seltenen Fällen nach einem Trauma zu einer arteriellen lokalen Thrombose kommen kann. Tiwisina sah in der Blutdurchströmungsverlangsamung des cerebralen Kreislaufes beim Vorliegen einer intrakraniellen Drucksteigerung einen wesentlichen, thrombosebegünstigenden Faktor. Die intrakranielle Drucksteigerung, die bei Schädel-Hirnverletzten schon nach kurzer Zeit infolge Blutung oder Ödem auftreten kann, vermag über eine Zirkulationsverlangsamung des strömenden Blutes der Thrombenbildung an einer lädierten Arterienwand Vorschub zu leisten. Wenn sich bei intaktem Circulus Willisi ein ausreichender Kollateralkreislauf einstellt, so braucht ein akuter Carotis- oder Vertebralisverschluß nicht unbedingt zu Ausfallerscheinungen zu führen. Es ist aber von Wichtigkeit, daß von der thrombosierten Arterie vasokonstriktorische Reize ausgehen können, die sich nachteilig auf die Kollateralgefäße auswirken (Leriche, Sunder-Plassmann, Riechert).

Sowohl durch eine Mangeldurchblutung infolge thrombotischer Lumenverengerung oder Obliteration als auch durch kleine vom Thrombus gelöste Emboli können also apoplektiforme Zustandsbilder ausgelöst werden. Angiographisch nachgewiesene posttraumatische Gefäßthrombosen der A. carotis int. bzw. cerebri med. im Erwachsenenalter wurden von RIECHERT, TIWISINA, HEMMER, DECKER u. a. mitgeteilt. Wir hatten vor kurzem Gelegenheit, ein Kind untersuchen und erfolgreich behandeln zu können.

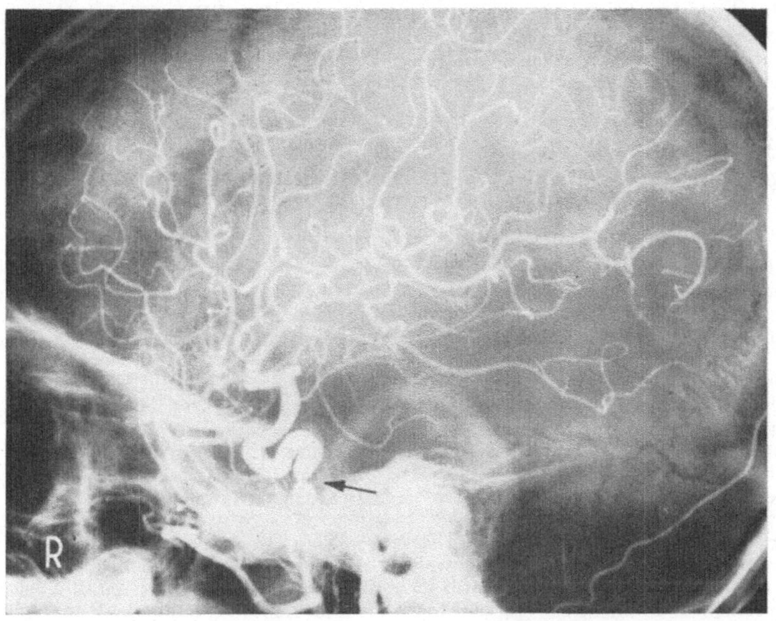

Abb. 39. Traumatische Thrombose der rechten A. carotis int. unterhalb des Syphons bei einem 3jährigen Kinde am 3. Tage nach einem schweren Schädeltrauma. Diese „posttraumatische Apoplexie" hätte ohne die Angiographie nicht geklärt werden können. Die A. cerebri ant. war infolge des Druckgefälles von der Gegenseite her gefüllt. Klinische Heilung nach fünfwöchiger konversativer Behandlung

Ein dreijähriger kräftiger Junge, der vorher stets gesund war und sich normal entwickelt hatte, wurde auf der Straße von einem Auto angefahren, war sofort bewußtlos und mußte wiederholt erbrechen. Bei der Aufnahme, sieben Stunden nach dem Unfall, waren äußere Verletzungszeichen nicht zu erkennen. Das Kind befand sich im Hirnkoma und bewegte auf Schmerzreize unkoordiniert alle Extremitäten. Die Schädelleeraufnahmen zeigten eine 14 cm lange Fraktur durch das Os occipitale von links oben nach rechts unten verlaufend. Auf den linksseitigen Carotisangiogrammen war die A. cerebri ant. doppelt gefüllt. Auf dem seitlichen Phlebogramm waren die Gefäße im Occipitalbereich sichtlich von der Schädelkalotte abgedrängt. Es fand sich hier ein subdurales Hämatom, welches operativ entleert wurde. Postoperativ blieb das Kind komatös und motorisch unruhig. Am dritten Tage nach dem Unfall zeigte sich eine linksseitige Hemiparese. Das Babinskische Zeichen war links positiv. Am Augenhintergrund waren die Papillen beiderseits unscharf. Auf den rechtsseitigen Carotisangiogrammen (Abb. 39) reichten die Endäste der A. cerebri media — die A. cerebri ant. war nicht gefüllt, sie hatte sich von der Gegenseite her dargestellt — auf dem Seitenbild nicht ganz bis an das Os occipitale heran. Auffällig war aber auf allen Aufnahmen, die nach viermaliger

Kontrastmittelinjektion angefertigt wurden, eine konzentrische Verengung der
Carotis interna unterhalb des Syphons. Es handelte sich demnach um ein occipital
gelegenes subdurales Hämatom und um eine thrombotische Stenosierung der
A. Carotis interna, welche über eine Mangeldurchblutung der rechten Hemisphäre
zu einer Halbseitenlähmung am dritten Tage nach dem Unfall geführt hatte. Nach
occipitaler Kraniotomie konnte auch rechts ein kleines subdurales Hämatom
entfernt werden. Das Kind wurde dann vasoaktiv behandelt. Nach drei Wochen
hellte sich das Bewußtsein wieder auf, die Beweglichkeit der linken Extremitäten
kehrte allmählich zurück. Nach fünf Wochen begann der kleine Patient wieder zu
sprechen. Die ersten Gehversuche waren unsicher und ohne Stütze nicht möglich.
Zwei Monate nach der Verletzung war klinisch Beschwerdefreiheit eingetreten.
Neurologische Abweichungen lagen nicht mehr vor. Das EEG war normal. Auf den
rechtsseitigen Kontroll-Carotisangiogrammen war die thrombotische Stenose
deutlich geringer geworden. Die Zirkulation erfolgte wieder regelrecht, so daß sich
auch die rechte A. cerebri ant. von rechts her normal füllte.

Eine traumatische Carotisthrombose bei einer bereits arteriosklerotisch
veränderten Kopfschlagader demonstriert der nächste Fall eines 30jäh-
rigen Mannes. Es ist leider durchaus keine Seltenheit mehr, daß Menschen
in diesem Alter bereits eine deutliche Gefäß-Sklerose der großen Körper-
arterien aufweisen.

Der 30jährige Handwerker erlitt im Verlaufe einer handgreiflichen Auseinander-
setzung einen Faustschlag gegen die rechte Halsseite und fiel auf den Hinterkopf.
Er war nicht bewußtlos und klagte in den folgenden Tagen lediglich über leichtere
Kopfschmerzen. Sechs Tage später wurde er des Nachts im Bett unruhig, fiel aus
dem Bett und war bald bewußtlos. Die linke Seite bewegte er weniger. Wegen
Verdachtes auf ein epi- oder subdurales Hämatom erfolgte die Einweisung. Die
Schädelleeraufnahmen zeigten keine Fraktur. Auf den rechtsseitigen Carotisangiogrammen (Abb. 40) fand sich ein Verschluß der A. carotis int. im Canalis caroticus.
Von der linken Seite her füllte sich nur die rechte A. cerebri ant. mit, die rechte
mittlere Hirnarterie stellte sich nicht dar. Die vorderen Hirnarterien waren leicht
nach links verschoben. 24 Stunden nach der Angiographie kam der Patient im
tiefen Hirnkoma ad Exitum. Bei der Sektion im Institut für gerichtliche Medizin
der Universität Münster/Westf. (Direktor: Prof. Dr. A. PONSOLD) fand sich ein
thrombotischer Verschluß der rechten A. Carotis int. mit einem nicht mehr frischen
Thrombus im oberen Anteil und einem frischen in der unteren Hälfte bis zum
Carotissinus herab. Dieser frische Thrombus muß sich noch in den 24 Stunden nach
der Angiographie entwickelt haben. Die Punktionsstelle unterhalb des Sinus war
völlig unauffällig. Dagegen fand sich eine Intimaverletzung unter dem älteren fest-
anhaftenden Thrombus. Beide Carotiden zeigten eine deutliche Arteriosklerose. Die
rechte Hirnhemisphäre wies alle Veränderungen eines anämischen Infarktes auf.
Der Tod mußte auf eine traumatische Carotisthrombose bei bestehender Gefäß-
Sklerose zurückgeführt werden.

Neben den Thrombosen nach Intimaverletzungen infolge stumpfer
Gewalteinwirkung finden sich solche am gesunden Gefäßsystem selbst-
verständlich auch nach traumatischen Aneurysmen durch direkte
Arterienverletzungen.

Ein jetzt 44jähriger Mann erlitt im Alter von 27 Jahren während des Krieges
eine Schußverletzung mit Einschuß am linken Jochbein. Das Geschoß war bis in
den Nacken dicht neben die Halswirbelsäule vorgedrungen und wurde kurz nach
der Verwundung entfernt. Der Schuß hatte auf seinem Wege die linke A. carotis
interna dicht oberhalb der Teilungsgabel verletzt und ein traumatisches Aneurysma
gesetzt. Seitdem waren wiederholt apoplektische Insulte mit rechtsseitiger Hemiparese und Sehverschlechterung aufgetreten. Nach einem solchen mit starkem
Visusverfall erfolgte die Einweisung. Es fand sich eine Schädigung des linken Nervus
hypoglossus, eine rechtsseitige Reflexsteigerung mit Patellar- und Fußklonus
sowie eine starke Wesensänderung. Die linke Pupille und die linke Lidspalte waren

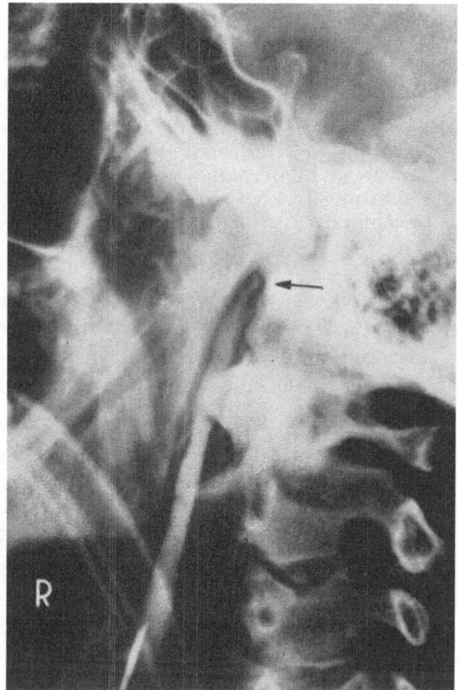

Abb. 40. Traumatische Carotisthrombose bei bestehender Arteriosklerose eines 30 jährigen Mannes, der 6 Tage nach einem Faustschlag gegen die rechte Halsseite unter den Zeichen eines apoplektischen Insultes erkrankte. Die rechte A. carotis int. ist im Canalis caroticus verschlossen. (←). Der thrombotische Verschluß infolge einer Intimaverletzung wurde autoptisch bestätigt. Der Exitus letalis erfolgte durch einen anämischen Hirninfarkt

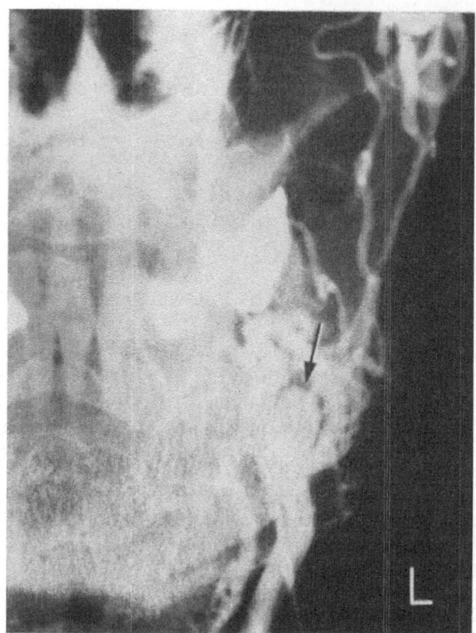

Abb. 41. Thrombotischer Verschluß der linken A. carotis int. durch ein thrombosiertes Aneurysma nach Schußverletzung. Das Kontrastmittel zeigt einen konvexen Stop dicht oberhalb des Carotissinus. Durch die Thrombose wurden zahlreiche Insulte verursacht

enger. Der Visus war beiderseits herabgesetzt. Das Gesichtsfeld zeigte beiderseits
einen zentralen Ausfall von 10 Grad und eine bilaterale linksseitige Hemianopsie.
Auf den linksseitigen Carotisangiogrammen (Abb. 41) fand sich ein Verschluß der
A. carotis interna dicht an der Teilungsgabel mit konvexem Kontrastmittelstop.
Das Aneurysma war thrombosiert und auf der Leeraufnahme verkalkt. Von rechts her
füllten sich beide Großhirnhemisphärenkreisläufe über die A. communicans anterior.
Zur Verhütung weiterer cerebraler Embolien führten wir die Ligatur der A. carotis
interna ober- und unterhalb des Aneurysma durch. Gleichzeitig wurde der cervicale
Halsgrenzstrang reseziert. Der Patient konnte gebessert entlassen werden. Eine
erneute cerebrale Embolie ist nicht mehr zu erwarten.

e) Funktionelle Durchblutungsstörungen

Wesentlich schwieriger als die organischen sind die *funktionellen
Durchblutungsstörungen und Gefäßverschlüsse* hinsichtlich ihrer Ätiologie
und Pathogenese zu beurteilen. Auch diese können in ihrer klinischen
Erscheinung durchaus einem apoplektischen Insult gleichen.

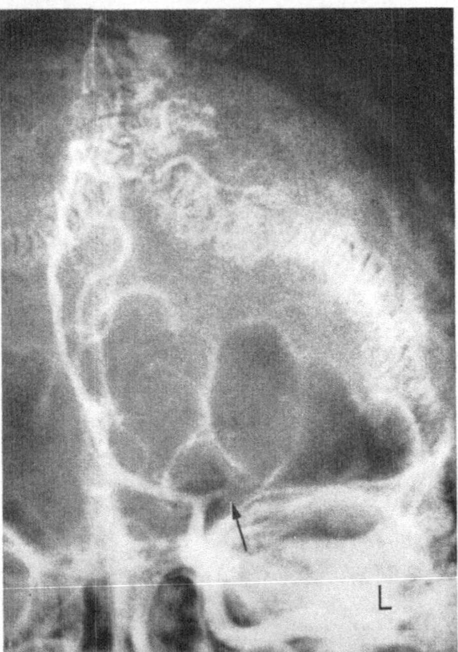

Abb. 42. Funktioneller Gefäßverschluß der linken A. cerebri media mit angiospastischem Insult bei einem 29jährigen Mann. Die mittlere Hirnarterie ist dicht neben der Teilungsgabel verschlossen (↑) und nicht mehr mit Kontrastmittel gefüllt. Autoptisch finden sich keine organischen Gefäßveränderungen, lediglich ein massives akutes Hirnödem als Beginn eines weißen Infarktes

Ein 29jähriger Milchfuhrmann wurde beim Aufladen der Milchkannen benommen
neben dem Wagen aufgefunden. Augenzeugen über den „Unfall" waren nicht vorhanden. Er befand sich auf ebenem Boden ohne jedes Hindernis. Wurde in ein
Landkrankenhaus gebracht, wo ein Temperaturanstieg und eine rechtsseitige Halbseitenlähmung beobachtet wurde. Wegen Verdachtes auf ein epidurales Hämatom
erfolgte die Einweisung. Bei der Aufnahme war der Patient benommen, aber ansprechbar. Es bestand eine schlaffe rechtsseitige Hemiparese und eine Aphasie.
Äußere Verletzungszeichen waren am Kopf und am übrigen Körper nicht nachweisbar. Auch die Schädelleeraufnahmen ergaben keinen Frakturverdacht. Auf
den linksseitigen Carotisangiogrammen (Abb. 42) war die A. cerebri ant. um
Fingerbreite nach rechts verdrängt. Von Dffer A. cerebri med. hatte sich nur noch ein
kleiner Stummel von der Teilungsgabel an gefüllt. Bei zwei Wiederholungen ergab
sich stets der gleiche Befund. Der Blutdruck, der fortlaufend gemessen wurde, lag

konstant bei 125/85. Ein Druckpuls bestand nicht. Es wurde in erster Linie an einen embolischen Verschluß gedacht, wobei klinisch eine Ursache nicht gefunden werden konnte. Auf eine Behandlung mit Dextrose-Euphyllin und Halsgrenzstrang-blockade konnte eine Besserung nicht mehr erzielt werden, so daß der Patient sieben Stunden nach der Aufnahme akut ad Exitum kam. Bei der Sektion wurde lediglich ein akutes massives Hirnödem mit umschriebenen Ödemnekrosen in der Hirnrinde gefunden. Makroskopisch und histologisch war kein Anhalt für tumoröse oder entzündliche Prozesse nachweisbar. Alle Gefäße waren weitgestellt und wiesen keine Embolie oder Thrombose auf, sondern waren frei durchgängig. Irgendwelche Verletzungszeichen konnten nicht gefunden werden. Daneben bestanden die Zeichen eines zentralen Todes sowie eine eitrig-hämorrhagische Herdpneumonie und eine chronisch eitrige Tonsillitis.

Wir standen also hier vor der Frage, ob das akute zum Tode führende Hirnödem eine Unfallfolge darstellte oder aber der Patient durch dasselbe apoplektiform erkrankte und deswegen zu Fall kam. Die Beantwortung dieser Fragen war besonders deswegen problematisch, weil kein Augenzeuge existierte und der autoptische Befund keine direkte Ursache für das akute Hirnödem ergab. An der Tatsache der angiographisch nachgewiesenen Volumenvermehrung der linken Hirnhemisphäre durch das Ödem mit entsprechenden klinischen Zeichen und der fehlenden Füllung der linken mittleren Hirnarterie war nicht vorbeizugehen. Bei dem Fehlen jeglicher objektiver Verletzungszeichen und jeglicher organischer Gefäßerkrankung konnte es sich also nur um eine funktionelle Durchblutungsstörung der linken A. cerebri media gehandelt haben. Einer Kompression der Arterie stehen der Innendruck und die Wandspannung des Gefäßes entgegen (TÖNNIS und SCHIEFER), so daß eine solche infolge des Hirnödems durch mechanischen Druck als Ursache nicht in Frage kommen konnte. Eine Arterienkompression findet sich bei normalen Blutdruckwerten lediglich bei direkter Einmauerung des Gefäßes durch Geschwülste der Schädelbasis. Eine hämodynamische Ursache durch Blutdruckabfall, wie sie besonders von DENNY-BROWN und Mitarb. zur Erklärung der Erweichungen und „kleinen Schlaganfälle" bei Cerebralsklerotikern herangezogen wird, schied hier ebenfalls aus, da der von uns laufend gemessene Blutdruck bis zum akuten Exitus letalis normale Werte hatte und eine Gefäß-Sklerose autoptisch nicht nachweisbar war. Es blieb in diesem Falle keine andere Beurteilungsmöglichkeit, als einen angiospastischen Gefäßverschluß anzunehmen. Auf die Argumente für und gegen die These von den Angiospasmen des Gehirns ist ZÜLCH in letzter Zeit mehrfach ausführlich eingegangen. Dabei stellte ZÜLCH fest, daß sich die Arteriolen und die kleineren und größeren Arterien lokal oder in ihrer ganzen Ausdehnung „tonisch" sehr erheblich kontrahieren, ja sogar „spastisch" verengern können. Von TÖNNIS und SCHIEFER wurde ein Spasmus einer größeren Hirnrindenarterie photographisch festgehalten. Daß der vegetativen Innervation beim Auftreten cerebraler Gefäßspasmen eine wesentliche Bedeutung zukommt, wurde von SUNDER-PLASSMANN mehrfach betont. Seit den Untersuchungen STÖHRs u. a. ist bekannt, daß auch die Hirngefäße unter vegetativ-nervalem Einfluß stehen und die Hirndurchblutung von übergeordneten sympathischen und parasympathischen Strukturen gesteuert wird. Über posttraumatische funktionelle Durchblutungsstörungen sowohl am organisch veränderten als auch am gesunden Hirngefäß-system wurde von RIECHERT und TIWISINA berichtet. Im beschriebenen Falle glauben wir annehmen zu können, daß es durch eine Zerrung des Halsgrenzstranges oder durch eine Commotio der übergeordneten vege-tativen Zentren zu einem Reizzustand der Gefäßnerven der linken mittleren Hirnarterie mit Gefäßkrampf und dadurch bedingtem akuten Hirnödem als Beginn des weißen Infarktes gekommen ist. Eine Sensibili-sierung der vegetativen Nerven durch die chronisch eitrige Tonsillitis und die noch ziemlich frische Bronchopneumonie ziehen wir in Erwägung.

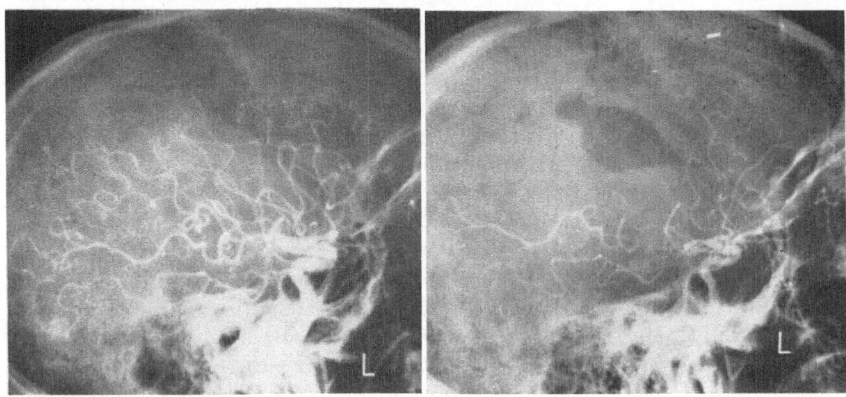

Abb. 43a   Abb. 43b

Abb. 43a u. b. Angiospastischer Insult bei einem 23jährigen Mann nach frontaler Kranio-tomie wegen Arachnitis opticochiasmatica. a) Angiogramm vor dem Insult. Die A. cerebri ant. hatte sich von rechts her über die A. communicans ant. mit dargestellt; b) Als Ursache des Insultes fand sich ein funktionell-spastischer Ausfall der Aa. operculares parietales. Nach Halsgrenzstrangresektion bildete sich die Hemiparalyse und Aphasie soweit zurück, daß sich der Verletzte wieder allein im Straßenverkehr bewegen konnte

Einen weiteren angiospastischen Insult beobachteten wir nach einer Freilegung der vorderen Schädelgrube bei einem 23jährigen Mann mit einem Visusverfall infolge Arachnitis optico-chiasmatica. Abb. 43a zeigt das linksseitige Carotisangio-gramm vor der Operation mit regelrechter Darstellung der Sylvischen Gruppe. Die A. cerebri ant. hatte sich von rechts her gefüllt. Die Operation konnte ohne Schwie-rigkeit und ohne jegliche Hirnrindenverletzung durchgeführt werden. Am zweiten Tage wurde der Patient akut hemiplegisch und aphatisch. Die Kontrollangio-graphie (Abb. 43b) ergab einen vollständigen Ausfall der Aa. operculares parietales, wodurch der Insult seine Erklärung fand. Die völlige Halbseitenlähmung konnte durch konservative Maßnahmen nicht beeinflußt werden. Nach Resektion des linken Halsgrenzstranges drei Wochen nach dem Insult begann der Patient am nächsten Tage wieder seine rechten Extremitäten zu bewegen und zu sprechen. Er konnte soweit wiederhergestellt werden, daß er imstande wurde, sich allein im Straßenverkehr zurechtzufinden. Die Kontrollangiographie ergab eine teilweise Wiederdarstellung der ausgefallenen Gefäße.

Dieser Fall demonstriert also ganz offensichtlich, daß die Sympathekto-mie bei richtiger Indikation überzeugende Erfolge erzielen kann. Über drei vergleichbare angiospastische Insulte nach cerebralen Eingriffen hat KRAYENBÜHL 1960 berichtet und ist dabei ebenfalls zu dem Ergebnis gekommen, daß den Vasospasmen eine klinische Bedeutung zukommt.

4. Stumpfe gedeckte Schädeltraumen
(Commotio und Contusio cerebri)

Die ersten Beschreibungen posttraumatischer funktioneller Durchblutungsstörungen gehen auf LÖHR (1936) zurück. LÖHR beobachtete bei der *Commotio cerebri* außerodentlich dünne und kontrahierte Gefäße und bei der *Contusio cerebri* paralytisch erscheinende abwechselnd mit spastisch kontrahierten Arterien sowie deutliche Seitendifferenzen.

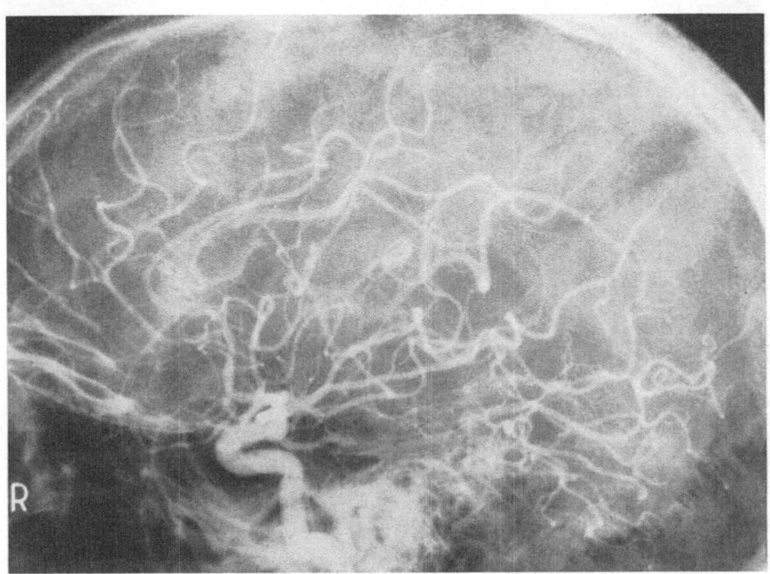

Abb. 44a. Gefäßparalyse an der A. pericallosa und der A. cerebri post. nach einem Schädeltrauma mit Halbseitenzeichen bei einem 27jährigen Mann

Schon 1922 hatten KNAUER und ENDERLEN auf exakte Weise in Tierversuchen zeigen können, daß durch Schädeltraumen sowohl eine Zunahme als auch eine Abnahme der Blutmenge der cerebralen Strombahn erzeugt werden kann, wobei sie als Ursache neben einer Einwirkung auf die medullären Herz- und Gefäßzentren auch solche auf den vasomotorischen Eigenapparat des Gehirnes annahmen. Diese Untersuchungen im Tierversuch wurden durch angiographische Befunde am Menschen bestätigt (RIECHERT, TIWISINA, VOGT) Von TÖNNIS und SCHIEFER wurden deutliche Zirkulationsverlangsamungen im Verletzungsbereich bei schweren kontusionellen Hirnschädigungen gefunden. Während bei organischen Gefäßerkrankungen der cerebralen Strombahn funktionelle Störungen nachweisbare Gewebsveränderungen und entsprechende Ausfallserscheinungen hervorrufen können, was schon länger bekannt war, ist die Frage noch immer umstritten, ob solche funktionellen Gefäßspasmen bei gesundem Gefäßsystem ebenfalls Herdzeichen auslösen können. Wir glauben mit den geschilderten Fällen einen überzeugenden Beweis geliefert zu haben. Ein weiterer Fall möge umschriebene Gefäßparalysen mit Herdzeichen nach einem Schädeltrauma demonstrieren.

Ein 27jähriger Maurer hatte während der Arbeit einen Schlag mit einer Holz-
stange gegen die linke Kopfseite bekommen und war etwa $^1/_4$ Stunde bewußtlos
gewesen. Anschließend war er wieder ansprechbar und konnte sich allein zurecht-
finden. Am Abend wurde er dann akut schläfrig und bewegte die linken Extremitäten nicht mehr richtig. Als dieser Zustand nach einer Woche noch anhielt, erfolgte
die Einweisung zur Klärung. Es fanden sich eine linksseitige schlaffe Hemiparese,
ein Schmerzreflex beider Trigeminusstirnäste und im EEG Herdzeichen rechts

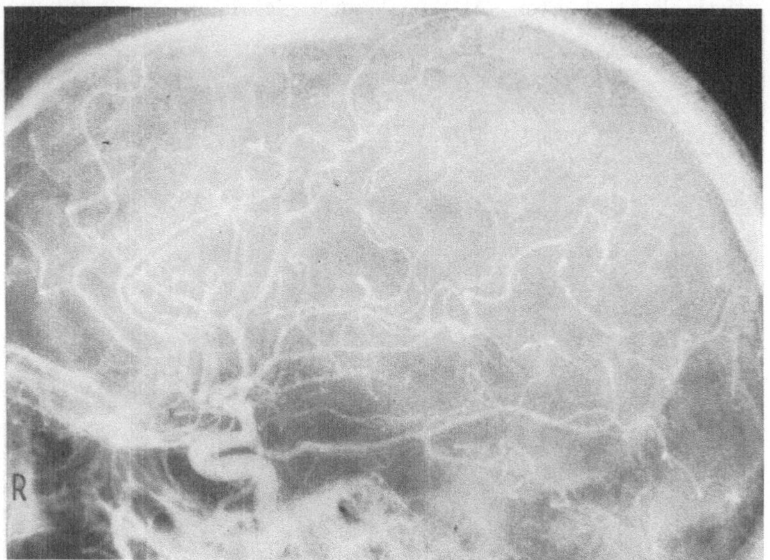

Abb. 44b. Nach 3wöchiger vasoaktiver Behandlung haben sich die Gefäße wieder normal
tonisiert. Der Verletzte ist beschwerdefrei

temporooccipital. Auf den rechtsseitigen Carotisangiogrammen fanden sich keine
Gefäßverlagerungen. Auffällig war aber eine sichtliche Gefäßweitstellung, besonders
deutlich im Seitenbild (Abb. 44a) an der A. pericallosa und der mitgefüllten A.
cerebri post. zu erkennen. Nach dreiwöchiger vasoaktiver Behandlung war der
Patient wieder beschwerdefrei, die Hemiparese hatte sich bis auf geringe Reste
zurückgebildet. Auf den Kontrollangiogrammen (Abb. 44b) waren die Gefäße
wieder normal tonisiert. Bei einer Nachuntersuchung nach drei Monaten war eine
völlige Restitution eingetreten.

Derartige Beispiele zeigen also, daß die cerebrale Angiographie in vielen
Fällen durchaus geeignet ist, eine Commotio oder Contusio cerebri näher
zu objektivieren. Da aber diese beiden Krankheitsbilder als häufigste
Hirntraumatisierung stets dann als apoplektischer Insult angesehen
werden können und auch vielmals angesehen werden, wenn kein Augenzeuge über das Unfallgeschehen vorhanden ist, so können wir die arterio-
graphischen Untersuchungen bei allen unklaren Fällen nur wärmstens
empfehlen. Eine besondere Gefährdung haben wir bei sachlich richtiger
Durchführung nach Schädelhirntraumen nicht beobachtet.

5. Nichtgefäßbedingte Ursachen, die ebenfalls unter dem klinischen Bilde eines apoplektischen Insultes verlaufen können

Alle bisher aufgeführten Ursachen eines apoplektischen Insultes waren in irgendeiner Weise gefäßbedingt. Wir kennen daneben aber noch eine Reihe weiterer Krankheitsbilder, die ebenfalls unter dem klinischen Bild eines Schlaganfalles verlaufen können, aber primär nicht durch Zirkulationsstörungen verursacht sind. Es muß hier wiederholt werden, daß wir den Schlaganfall als rein klinisches Syndrom ansehen, welches nichts über die Ursache und das zugrunde liegende pathologische Geschehen aussagt. Wir müssen also in der Definition noch weitergehen als HILLER, der 1936 den apoplektischen Insult als sinnfälligste Erscheinung einer organischen cerebralen Zirkulationsstörung auffaßte, der im Vordergrund der vielfachen Symptome steht, welche durch die verschiedenen gefäßabhängigen Läsionen im Zentralnervensystem ausgelöst werden können. Wie ZÜLCH sehen wir den Schlaganfall als eine akute Funktionsstörung des Gehirnes mit Lähmungen oder Bewußtseinsverlust an. Einfache Ohnmachten bzw. synkopale Durchblutungsstörungen schließen wir dabei aus.

a) Hirntumoren

Von den *nichtgefäßbedingten* Ursachen des apoplektischen Insultes stehen die *Hirngeschwülste* an erster Stelle. Wir verfügen inzwischen über zahlreiche Beobachtungen intrakranieller Tumoren, die sich klinisch zunächst in einem apoplektischen Geschehen manifestierten. Von unseren letzten hundert Hirngeschwulstträgern waren 16 apoplektiform erkrankt oder längere Zeit unter der Diagnose Cerebralsklerose behandelt. Bei einem erheblichen Teil davon wurde der Schlaganfall mit irgendwelchen Unfallereignissen in Zusammenhang gebracht, die vom leichtesten Bagatelltrauma bis zum schwersten Verkehrsunfall reichten. Da auch ältere Menschen, bei denen bereits eine allgemeine Gefäß-Sklerose zu vermuten oder nachzuweisen ist, an einer Hirngeschwulst erkranken können, die apoplektiform in klinische Erscheinung tritt, sind die differentialdiagnostischen Erwägungen sorgsam durchzuführen. Neben den klinischen Befunden steht dabei die cerebrale Angiographie an der Spitze der technischen Hilfsmittel. Mit dieser Untersuchungsmethode konnten wir vielfach ein Meningeom, Glioblastom, Astrocytom, Spongioblastom, eine Metastase usw. als Ursache eines erfolglos behandelten Schlaganfalles eruieren und eine kausale Therapie einleiten. Es sind also nicht nur die sogenannten apoplektischen Gliome, die durch eine Blutung in den Tumor hinein oder — wie bereits erwähnt — durch eine Massenblutung in die Hirnsubstanz bzw. in die Liquorräume zu akuten Bewußtseinsstörungen und Herdzeichen führen. Auch alle übrigen bösartigen und gutartigen Neubildungen können eine Liquorzirkulationsstörung, ein Hirnödem oder eine venöse Abflußbehinderung bewirken und damit eine allgemeine oder umschriebene Hirndrucksteigerung mit entsprechender Symptomatik hervorrufen. Eine allgemeine Drucksteigerung führt zu einer Zirkulationsverlangsamung und zu einer Verminderung der

5*

Durchblutung der gesamten Hirnstrombahn, was durch die Serienangiographie und durch die Fremdgasanalyse (nach KETY und SCHMIDT) nachgewiesen werden kann. Unter dieser Schädigung des Transportsystems leidet vor allem die Sauerstoff- und Nährstoffversorgung des Großhirnes, später auch die des Hirnstammes (TÖNNIS). Örtliche Drucksteigerungen bedingen durch Formveränderungen des Gehirns mit Massenverdrängung örtliche Hemmungen auf den venösen, capillären und unter bestimmten Bedingungen auch auf den arteriellen Gefäßbezirk. Diese Zirkulationsstörungen können zu den verschiedensten klinischen Symptomen führen. Bei akutem Verlauf resultiert ein apoplektisches Geschehen. Nur die cerebrale Angiographie, ohne welche eine Tumordiagnostik heute undenkbar ist, kann hier eine differentialdiagnostische Klärung erbringen. Neben einer genauen Lokalisation läßt sich vielfach auch die biologische Wertigkeit einer Geschwulst aus den Hirngefäßkontrastbildern beurteilen. Selbst die Vertebralisangiogramme sind in vielen Fällen durchaus geeignet, aus den Gefäßbeziehungen und der Vascularisation wichtige Rückschlüsse auf die Eigenart des Tumors zu ziehen. Die gutartigen Neubildungen zeichnen sich im allgemeinen dadurch aus, daß sie die Gefäße aus ihrer normalen Lage verdrängen und in seltenen Fällen direkt umwachsen. Teilweise sind sie durch einen Gefäßwall gegen ihre Umgebung abgegrenzt. Die tumoreigenen Gefäße führen zu einer weitgehend homogenen Kontrastmittelanfärbung der Geschwulst. Bei den malignen Neubildungen finden sich dagegen gehäuft pathologische Gefäße verschiedenen Kalibers, arteriovenöse Anastomosen, Lakunenbildungen, korkzieherartig gewundene Gefäße und eine beschleunigte Geschwulstdurchblutung. Auf eine erhebliche Dissoziation zwischen Tumor und Hirndurchblutung mit beschleunigter Tumorzirkulation wurde von TÖNNIS und SCHIEFER auf Grund serienangiographischer Befunde hingewiesen. Einige Beispiele mögen zur Demonstration dienen.

Eine 58jährige Frau erkrankte akut an rechtsseitiger Halbseitenlähmung mit Somnolenz und kam in ihrer Wohnung zu Fall. Da ein erhöhter Blutdruck festgestellt wurde, erfolgte in Annahme eines Insultes eine vasoaktive Behandlung. Dadurch konnte zunächst eine normale Ansprechbarkeit erzielt werden. Die Hemiplegie blieb jedoch unbeeinflußt. Als sich nach drei Monaten Jackson-Anfälle einstellten, erfolgte die Einweisung zur Klärung. Bei der somnolenten Patientin fand sich eine rechtsseitige spastische Hemiparalyse. Der Augenhintergrund war regelrecht. RR 170/100. Auf den linksseitigen Carotisangiogrammen (Abb. 45) färbte sich ein tennisballgroßer Tumor im subcorticalen Marklager der Postzentralregion durch Kontrastmittel an. Bei der Operation ließ sich ein gut abgegrenztes parasagittales Meningeom entfernen. Postoperativ bildete sich die Halbseitenlähmung soweit zurück, daß die Patientin wieder allein zu gehen imstande war.

Das angiographische Bild des Meningeoms als typischem Vertreter der benignen Hirngeschwülste wurde schon 1929 von MONIZ und Mitarb. beschrieben. Die biologische Eigenart der Meningeome (langsames extracerebrales Wachstum mit einer Verdrängung ohne Infiltration des Hirngewebes) läßt häufig schon aus den Gefäßverlagerungen wegen der typischen Lokalisationen (Falx-, Sellakanten-, Keilbeinflügel-, Hemisphären-, parasagittales Meningeom usw.) eine Artdiagnose stellen. Im Serienangiogramm färbt sich dann im allgemeinen ein maschiges Netz zahlreicher Capillaren an. Im Gegensatz zu den bösartigen Geschwülsten zeichnen sich die Meningeome dadurch aus, daß die Zirkulation infolge des capillären Gefäßcharakters gegenüber der Umgebung verzögert

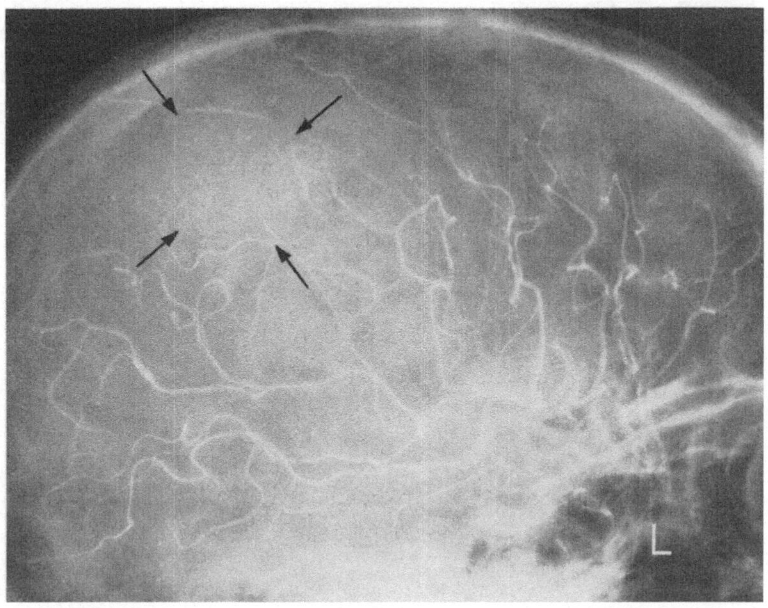

Abb. 45. Parasagittales Meningeom in der linken Postzentralregion mit weitgehend homogener Tumoranfärbung in der arteriovenösen Phase. Die 58jährige Trägerin war apoplektiform erkrankt nud zu Fall gekommen. Der Zusammenhang ließ sich erst durch die Angiographie klären

erfolgt. Die Meningeome können wegen des langsamen Wachstums wie die chronisch-progredienten Durahämatome lange Zeit für den Träger unbemerkt bleiben, da das Hirn wegen der schleichenden, d. h. mehrere Jahre dauernden Expansion ohne Herdzeichen ausweichen kann. Tritt schließlich infolge Stauung der umgebenden Venen oder Behinderung der Liquorzirkulation ein perifokales Hirnödem auf, so kann ein Meningeom im Bereich der Zentralregion (parasagittales-, Falx- oder Hemisphärenmeningeom) apoplektiform klinisch in Erscheinung treten. Die Behandlung derselben stellt ein dankbares Gebiet der operativen Medizin dar.

Einen vergleichbaren Verlauf wie die Meningeome können auch langsam wachsende Geschwülste aus der Reihe der Gliome (Astrocytome, Oligodendrogliome, Spongioblastome) nehmen. Ein größerer Gefäßreichtum spricht bei diesen Geschwülsten für eine maligne Entartung, wie es das Beispiel eines Spongioblastoms zeigt.

Ein 56jähriger Landwirt hatte seit einigen Wochen nach einem grippalen Infekt über leichte morgendliche Kopfschmerzen zu klagen, die ihn aber nicht störten und nicht von der Arbeit abhielten. Er erkrankte dann nach einem leichten Kopfstoß akut mit Somnolenz, gemischt-aphatischen Störungen, zentraler Facialisparese rechts und schlaffer rechtsseitiger Hemiplegie. Am Augenhintergrund bestand eine beginnende Stauungspapille. Auf den am gleichen Tage angefertigten linksseitigen Angiogrammen (Abb. 46) fand sich parieto-occipital ein apfelgroßer ziemlich

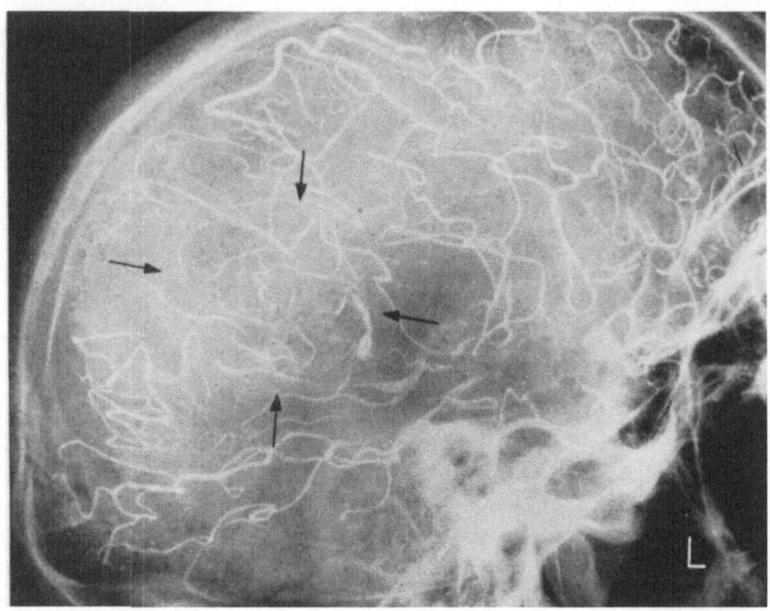

Abb. 46. Parietooccipitales Spongioblaston bei einem 56jährigen Mann mit apoplektischem Insult. In der frühvenösen Phase färbt sich ein ziemlich gefäßreicher Tumor durch teilweise pathologische Vascularisation an. Kein Zusammenhang mit einem leichten Schädeltrauma

gefäßreicher Tumor in der phlebographischen Phase. In der arteriellen Phase war die Geschwulst noch nicht dargestellt. Bei der Operation konnte der gegen die Umgebung gut abgegrenzte und verhärtete Tumor nach Unterbindung der zuführenden Gefäße leicht exstirpiert werden. Die histologische Untersuchung ergab ein gefäßreiches Spongioblastom mit reichen, dünnwandigen, teilweise varikös ausgeweiteten Blutgefäßen und nekrobiotischen Geschwulstanteilen. Nach der Tumorentfernung bildeten sich die Aphasie und Hemiplegie, die lediglich durch das begleitende akute Hirnödem verursacht waren, bald zurück.

Während die benignen Hirngeschwülste in der Mehrzahl einen chronisch-progredienten Verlauf nehmen und nur durch ein sich schnell entwickelndes perifokales Hirnödem bei entsprechender Lokalisation zu einem klinisch akuten apoplektischen Geschehen führen, treten die malignen hirneigenen Geschwülste (multiforme Glioblastome, Hirnsarkome) und die metastatischen Tumoren gehäuft unter dem Bild eines Schlaganfalles in Erscheinung. Das Glioblastoma multiforme zeichnet sich angiographisch durch kleine arterielle Seen (MONIZ), arteriovenöse Fisteln (TÖNNIS), Kaliberschwankungen der Venen und Capillaren, Pinselstricharterien (LIMA), fehlende Gefäßanfärbung im Zentrum, durch zentrale Tumornekrosen (HEMMINGSON) und beschleunigte Tumorzirkulation im Serienangiogramm (TÖNNIS und SCHIEFER) aus. Bei der häufigsten Hirngeschwulst im Erwachsenenalter, dem Glioblastoma multiforme erfolgt das Maximum der Tumordarstellung gegen Ende der arteriellen und zu Beginn der capillären Phase. Ein sogenanntes apoplektisches Glioblastom wurde bereits bei den Massenblutungen

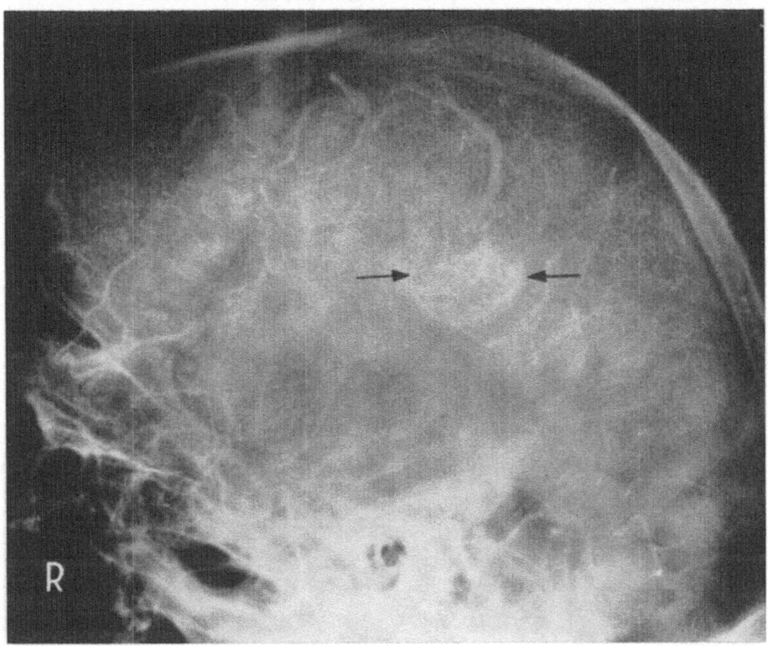

Abb. 47. Kastaniengroßes Glioblastoma multiforme in der Zentralregion eines 52jährigen Mannes, der apoplektiform erkrankte. Der Insult wurde auf einen Kopfstoß 4 Wochen vorher zurückgeführt. Auf dem Arteriogramm ist der Tumor bereits capillär angefärbt. In der capillären Phase (→) zeigt sich die beschleunigte Tumorzirkulation an der bereits gefüllten dicken abführenden Vene. Diese kleine Geschwulst genügte zu einer akuten vollständigen Hemiplegie, Aphasie und Somnolenz

erwähnt. Gerade bei diesen malignen Neubildungen sind es oft nur kleine Geschwülste in Gegend der Zentralregion, die frühzeitig durch das umgebende Ödem zu akuten Hemiplegien und Bewußtseinsstörungen führen.

Ein 52jähriger Postbeamter stieß sich während des Dienstes ziemlich heftig den Kopf und hatte anschließend Kopfschmerzen hinter der Stirn und an der rechten Kopfseite. Vier Wochen später erkrankte er apoplektiform mit linksseitiger Halbseitenlähmung und Bewußtseinstrübung. Auf konservative Behandlung trat keine Besserung ein. Nach weiteren zwei Wochen stellte sich ein Jackson-Anfall ein, der Veranlassung zur Einweisung zwecks Arteriographie gab. Auf den rechtsseitigen Angiogrammen (Abb. 47) stellte sich ein nur kastaniengroßer Tumor in der Mitte der Zentralregion dar. Derselbe wurde unter peinlichster Schonung des umgebenden gesunden Hirngewebes exstirpiert. Die Halbseitenlähmung bildete sich daraufhin weitgehend zurück. Die histologische Untersuchung ergab ein multiformes Glioblastom mit zentralem nekrotischen Verfall, teilweise von Blutungen durchsetzt.

Ähnlich gelagerte Fälle haben wir häufig beobachten können. Die zweite Gruppe der sehr malignen hirneigenen Großhirntumoren, die Hirnsarkome, stellt dagegen eine Seltenheit dar. Angiographische Beobachtungen sind bisher nur vereinzelt mitgeteilt. Etwas häufiger begegnen uns die extracerebralen Fibrosarkome der Dura und die sarkomatös entarteten Meningeomrezidive. Diese nehmen angiographisch eine Mittelstellung zwischen Meningeom und Glioblastom ein. Die Vascularisation ist demnach keineswegs charakteristisch.

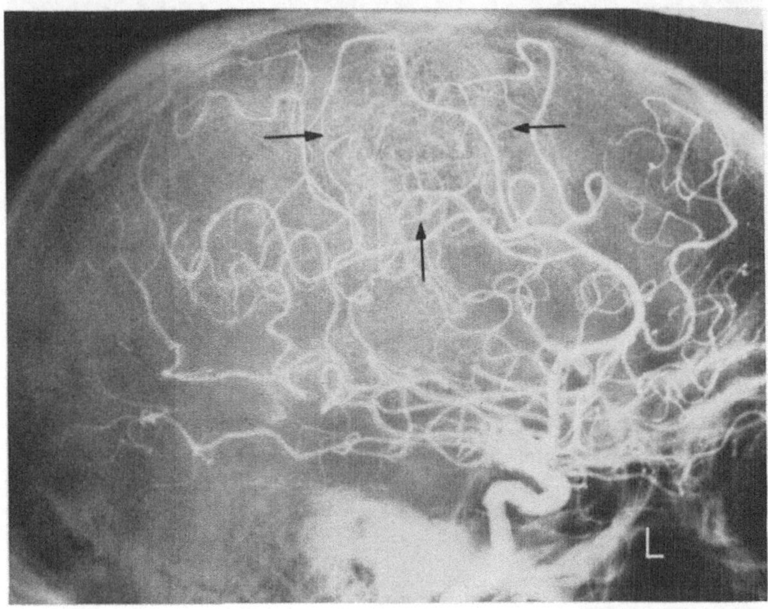

Abb. 48. Mandarinengroßes Spindelzellensarkom (↑ ↑) im subcorticalen Marklager der Zentralregion bei einer 55jährigen Frau. In der arteriellen Phase stellt sich der Tumor in der oberen Zentralregion durch pathologische Gefäße dar. Die Tumorrandzone ist besonders gefäßreich. In der frühen phlebographischen Phase sind nur noch die größeren Venen gefüllt. Die Tumorzirkulation erfolgt sichtlich beschleunigt

Eine 55jährige Lehrerin erkrankte akut mit aphatischen und agraphischen Störungen sowie Schwäche der rechten Gliedmaßen und allgemeiner Schwerfälligkeit und kam zu Fall. Da ein Hypertonus (RR 180/110) und ein positives Gunnsches Kreuzungszeichen am Augenhintergrund festgestellt wurden, stellte man zunächst die Diagnose Apoplexie bei „rotem Hochdruck" und behandelte entsprechend. Nach 14 Tagen war die Halbseitenlähmung jedoch volltändig. Daraufhin erfolgte die Einweisung zur Klärung, ob eine traumatische Blutung, ein Gefäßprozeß oder Tumor vorliege. Auf den linksseitigen Angiogrammen war die A. cerebri ant. im sagittalen Strahlengang nach rechts verdrängt. Auf den Seitenbildern stellte sich in der arteriellen Phase (Abb. 48) in der oberen Zentralregion ein mandarinengroßer Tumor durch pathologische Gefäße dar. Besonders die Tumorrandzone war gefäßreich. In der frühen phlebographischen Phase waren nur noch die größeren Venen gefüllt. Die Hirnzirkulation erfolgte gegenüber der Tumordurchströmung sichtlich verzögert. Bei der Operation fand sich starker Hirndruck. Parasagittal war in der Zentralregion ein umschriebener Widerstand zu tasten. Die Hirnrinde wurde hier elektrisch incidiert. Subcortical stieß man auf einen mandarinengroßen Tumor, der sich total exstirpieren ließ. Postoperativ bildeten sich die Hemiparese und Aphasie weitgehend zurück. Die histologische Untersuchung ergab ein gefäßreiches Spindelzellsarkom mit reichlichen Kernteilungen, zentralen Nekrosen und Infiltration in die umgebende Hirnsubstanz. Trotz intensiver Röntgennachbestrahlung stellten sich nach ¹/₂ Jahr die Rezidiverscheinungen ein, mit denen bei diesen malignen Geschwülsten stets zu rechnen ist.

b) Metastasen

Neben den primären Hirngeschwülsten treten ebenfalls die *Hirne
metastasen* klinisch vielfach apoplektiform in Erscheinung. Wenn dieselben auch in erster Linie pathologisch-anatomisches Interesse finden,
so haben wir doch schon etliche dieser Tumoren mit durchaus befriedi-
gendem Erfolg chirurgisch behandeln können. Es sind selbstverständlich
nur die solitären Hirnmetastasen, die bei entferntem Primärtumor mit
guter Prognose beseitigt werden können. Multiple Tochtergeschwülste
stellen dagegen nach vorherrschender Ansicht eine Kontraindikation zur
Operation dar (CUSHING, DANDY, OLIVECRONA, ZÜLCH u. a.). Deshalb
nehmen auch die Hirnmetastasen in den Statistiken operativer Kliniken
einen wesentlich kleineren Prozentsatz als in pathologisch-anatomischen
ein. Den weitaus größten Anteil (etwa die Hälfte) bilden die Hirnmetastasen des Lungencarcinoms, gefolgt von denen der Mammacarcinome,
Hypernephrome, Magen-Darmtrakt-Carcinome und malignen Melanome.
Daneben kommen in Einzelfällen Tochtergeschwülste im Gehirn von
allen übrigen Körperkrebsen vor. Entsprechend dem unterschiedlichen
Aufbau der verschiedenen bösartigen Geschwülste finden sich auch bei
den Hirnmetastasen die verschiedenartigsten angiographischen Befunde.
Wie von TÖNNIS und SCHIEFER beschrieben, fanden auch wir Metastasen
mit einer homogenen Tumoranfärbung wie bei Meningeomen, eine
Darstellung grober unregelmäßiger Gefäße mit arteriovenösen Anastomosen wie bei Glioblastomen und eine weitere Form mit einem Netz
kleiner unregelmäßiger Gefäße. Während die beiden ersteren Formen
meist massiv sind, ist die letztere sehr weich, neigt zu Blutungen und
kann von einer Cyste umgeben sein. Eine besondere Häufung in bestimmten Hirnregionen ist nach ZÜLCH nicht feststellbar. Da die Metastasen ein so mannigfaltiges Lokalisations- als auch Gefäßbild bieten,
wird es immer wieder vorkommen, daß die histologische Untersuchung
einer entnommenen Hirngeschwulst eine Metastase ergibt, zumal nur
etwa die Hälfte eine pathologische Vascularisation aufweist. Da die
Hirnmetastasen erst sehr spät zu einem Hirnödem oder zu allgemeinen
Hirndrucksymptomen führen, kann der klinische Beginn der cerebralen
Metastasierung häufig einem apoplektiformen Geschehen ähnlich sein,
wie es noch kürzlich von GÖHRING betont wurde.

Abb. 49 zeigt das Angiogramm eines 47jährigen Mannes, der akut mit linksseitiger Hemiparese und Somnolenz erkrankte und einen Verkehrsunfall verursachte.
Die vordere Hirnarterie war nach links verdrängt. Auf den Seitenbildern färbte sich
schon in der arteriellen Phase ein mandarinengroßer Tumor in der Zentralregion
an. Auf dem Phlebogramm war die Masse des Kontrastmittels bereits stärker in die
Venen abgeflossen als in dem umgebenden Hirn. Wegen der Lacunen und arteriovenösen Anastomosen mußte die Geschwulst als maligne angesehen werden. Die
scharfe und kreisförmige Begrenzung ließ eine Metastase vermuten. Da ein Primärtumor nicht gefunden werden konnte, wurde die Geschwulst entfernt. Die histologische Untersuchung ergab eine Metastase eines kleinzelligen und differenzierten
Carcinoms. Nach der Exstirpation bildete sich die Hemiparese fast vollständig
zurück. Bei einer Kontrolle nach einem Jahr ging es dem Patienten noch gut. Ein
Primärtumor konnte wiederum nicht gefunden werden.

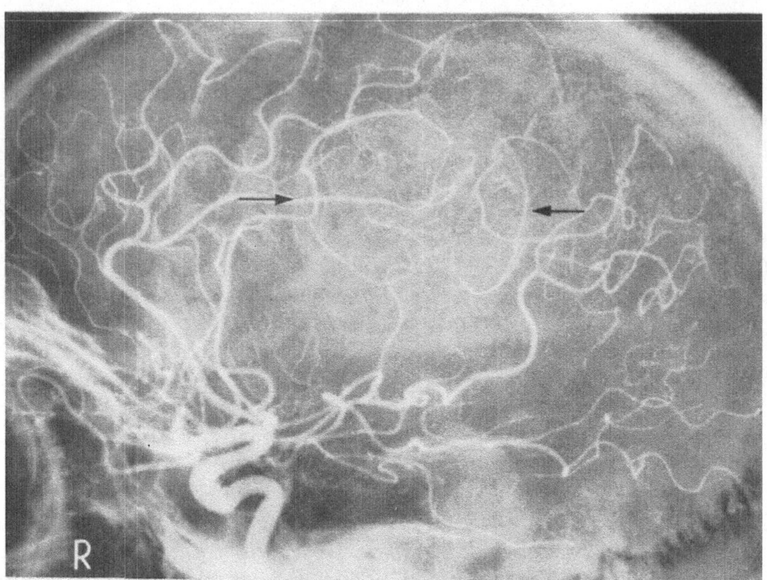

Abb. 49. Metastase eines kleinzelligen und differenzierten Carcinoms in der Zentralregion mit apoplektischem Insult bei einem 47 jährigen Mann. Bereits in der arteriellen Phase färbt sich der Tumor durch pathologische Gefäße mit Lacunen und arteriovenösen Anastomosen an. Die scharfe und kreisförmige Begrenzung läßt eine Metastase vermuten. Der verursachte Verkehrsunfall erfolgte im Beginn des tumorbedingten Insultes

Wie groß eine isolierte Bronchialcarcinommetastase werden kann, bis sie in klinische Erscheinung tritt, zeigt der Fall eines 53jährigen Arbeiters, der ein Vierteljahr vor der Aufnahme innerhalb eines Monats zweimal während der beruflichen Tätigkeit an einem Zustand von akuter Bewußtlosigkeit mit anschließenden Schwindelgefühlen und Unsicherheit beim Gehen erkrankte. Als sich in der Folgezeit erhebliche psychopathologische Veränderungen mit Teilnahmslosigkeit, Vergeßlichkeit, Müdigkeit und eine rechtsseitige Facialisparese einstellten, wurde eine angiographische Untersuchung veranlaßt. Es fand sich eine beginnende Stauungspapille. Auf den rechtsseitigen Carotisangiogrammen war die A. cerebri ant. um Daumenbreite nach links verdrängt. In der frühen venösen Phase (Abb. 50) stellte sich fronto-parietal ein gänseeigroßer Tumor durch pathologische Gefäßanfärbung dar. Die Geschwulst war teilweise durch einen Gefäßwall gegen die Umgebung scharf abgegrenzt. Die Lungenübersicht zeigte eine diffuse Verschattung des rechten Oberfeldes, so daß ein Bronchialcarcinom mit Hirnmetastase und damit Inoperabilität angenommen werden mußte. Die Diagnose wurde durch die Sektion bestätigt.

Die nächsten Angiogramme stammen von einer 52jährigen Hausfrau mit apoplektischem Insult, bei der sich in der rechten Zentralregion eine walnußgroße Geschwulst darstellte. Es war zwei Jahre vorher eine Mammaamputation durchgeführt. Auf dem Vorderbild war die A. cerebri ant. nach links verdrängt. Der Tumor lag in der Hirnrinde und zeigte seine Vascularisation besonders auf dem Seitenbild (Abb. 51). Die Abgrenzung gegenüber der Umgebung ist nicht so scharf wie im vorigen Fall. Besonders die Randzone zeigt eine starke pathologische Vascularisation. Die histologische Untersuchung ergab eine Metastase eines Mamma-Carcinoms. Nach der Operation wurde die Patientin wieder beschwerdefrei. Bei einer Nachuntersuchung nach einem Jahr fand sich kein Anhalt für eine neue Metastasierung. Sie ist dann durch einen Verkehrsunfall ad Exitum gekommen.

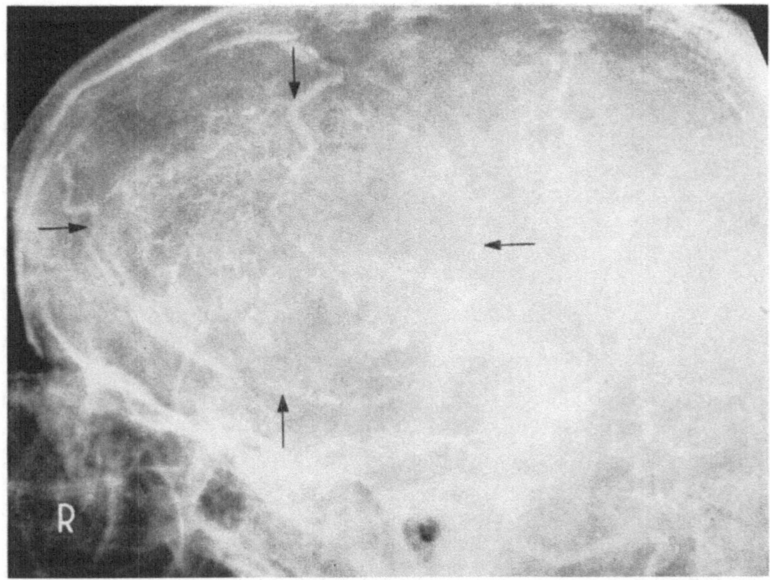

Abb. 50. Gänseeigroße frontoparietale Bronchialcarcinommetastase eines 53 jährigen Mannes, die erst in dieser Größe klinisch in Erscheinung trat und einen Insult verursachte. Der Tumor ist durch einen Gefäßwall gegen die Umgebung scharf abgegrenzt und zeigt eine pathologische Vascularisation mit beschleunigter Blutzirkulation

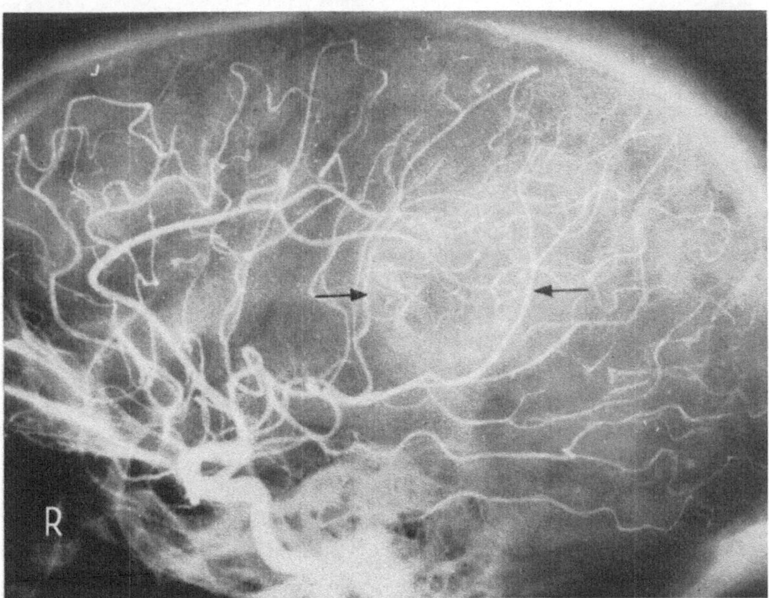

Abb. 51. Mammacarcinommetastase in der rechten Zentralregion einer 52 jährigen Frau, bei der 2 Jahre vorher eine Mammaamputation durchgeführt war. Der Tumor zeigt eine deutliche pathologische Vascularisation, besonders in der Randzone, und eine Durchströmungsbeschleunigung

Eine weitere isolierte Metastase nach entferntem Hypernephrom konnten wir aus dem linken Kleinhirnbrückenwinkel bei einem 36jährigen Mann resezieren, der akut unter den Zeichen einer Kleinhirnapoplexie mit Kopfschmerzen, Somnolenz,

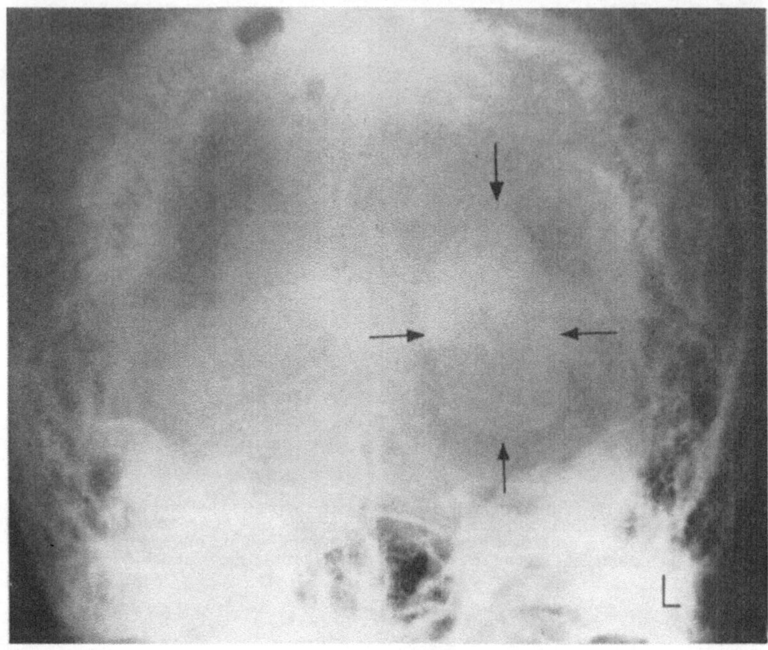

Abb. 52. Isolierte Hypernephrommetastase im linken Kleinhirnbrückenwinkel bei einem 36jährigen Mann mit einer Kleinhirnapoplexie. Auf dem Venogramm (Vertebralisangiographie) färbte sich der Tumor (↓ ↓) homogen mit Kontrastmittel an. Nach Entfernung desselben trat Beschwerdefreiheit ein

Ataxie und Dysarthrie erkrankte. Auf den Carotisangiogrammen fand sich eine hydrocephale Überdehnung der A. cerebri ant. im Seitenbild bei Medianstellung im sagittalen Strahlengang. Die percutan angefertigten Vertebralisangiogramme (Abb. 52) zeigten eine hühnereigroße Metastase mit homogener Kontrastmittelanfärbung im vorderen Venogramm. Nach Entfernung des Tumors trat Beschwerdefreiheit ein.

Wie die solitären Metastasen nach entfernten Carcinomen können auch die Tochtergeschwülste nach malignen Melanomen (Melanosarkomen) durchaus erfolgreich operativ angegangen werden. Auch diese Metastasen treten z. T. apoplektiform in klinische Erscheinung. Während Tönnis und Schiefer bei diesen Tumoren lediglich Gefäßverlagerungen ohne Kontrastdarstellung tumoreigener Gefäße sahen, beobachteten wir bei den letzten sechs Fällen viermal eine Geschwulstvascularisation. Es war sogar einmal bei einer erneuten Rezidivierung eine Zunahme der Malignität aus dem Hirngefäßkontrastbild zu ersehen.

Ein 31jähriger Inspektor ließ sich ein Melanom am Unterschenkel entfernen, da es größer geworden sei und wegen Kratzens genäßt habe. Drei Jahre später vermochte er am Steuer seines Autos den linken Arm nicht mehr richtig zu gebrauchen und bekam starke Kopfschmerzen, wurde dann schläfrig und verlangsamt und konnte die Fahrt nicht mehr fortsetzen. Auf den rechtsseitigen Carotisangiogrammen

(Abb. 53a) stellte sich im Bereich des Lobulus parietalis inf. ein apfelgroßer Tumor durch ziemlich homogene Kontrastmittelanfärbung dar, besonders deutlich in der frühvenösen Phase. Bei der Operation konnte ein massiver, gut abgegrenzter Tumor entfernt werden. Die histologische Untersuchung ergab eine pigmentarme Metastase

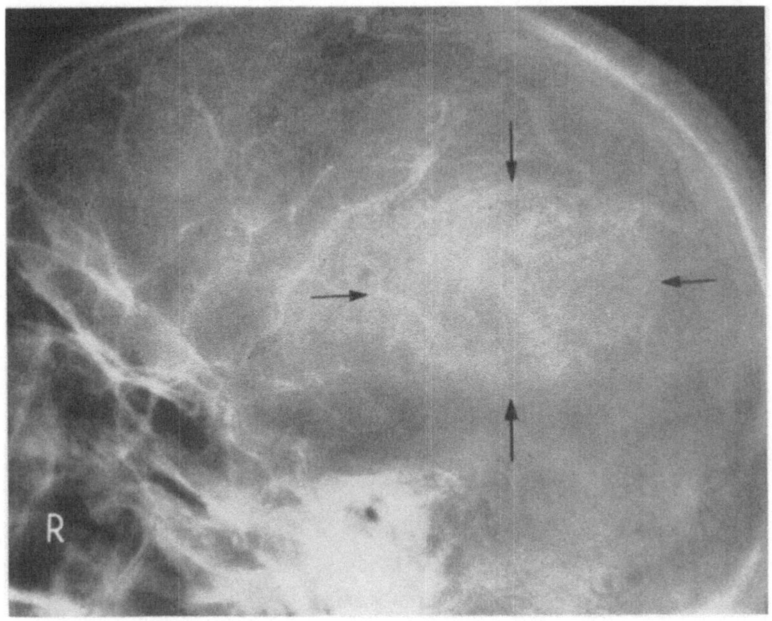

Abb. 53 a

Abb. 53a u. b. Apfelgroße Metastase (Abb. 53a) eines malignen Melanoms im Bereich des Gyrus parietalis inf. bei einem 32jährigen Mann drei Jahre nach Entfernung des Melanoms am Unterschenkel. In der frühvenösen Phase ist der Tumor ziemlich homogen angefärbt. Nach 2 jähriger Beschwerdefreiheit findet sich eine erneute Metastase (Abb. 53b) im Stirnhirn. Diese Geschwulst zeigt rankenartige gewundene Gefäße an der Oberfläche, ist histologisch wesentlich undifferenzierter, weist eine reiche Kernteilung auf und ist im Zentrum erweicht und nekrotisch. Die dritte Metastasierung tritt bereits innerhalb des nächsten halben Jahres ein

eines malignen Melanoms. Nach der Exstirpation war er fast $2^{1}/_{2}$ Jahre beschwerdefrei, konnte seinen Dienst wieder aufnehmen und für seine Familie ein Haus bauen. Dann trat mehrere Tage Erbrechen ohne sonstige Beschwerden ein, welches ihn jedoch veranlaßte, erneut zur Aufnahme zu kommen. Neurologische und ophthalmologische Abweichungen lagen nicht vor. Die Kontrollangiographie (Abb. 53b) ergab eine wesentlich gefäßreichere isolierte Metastase im rechten Stirnhirn. Wie schon im Angiogramm sichtbar, zeigte der Tumor bei der Freilegung rankenartig gewundene Gefäße auf seiner Oberfläche. Feingeweblich erwies er sich als wesentlich undifferenzierter, besaß eine reiche Kernteilung und war im Zentrum erweicht und nekrotisch. Die dritte Metastasierung trat bereits innerhalb des nächsten halben Jahres ein und wurde dann nicht mehr angegangen.

Es kann hier nicht auf die zweckmäßige Behandlung der Melanome bzw. Pigmentnaevi der äußeren Haut eingegangen werden. Bei allen unseren Hirnmetastasen war jedenfalls eine Exstirpation eines solchen Naevus vorausgegangen. Ein Fall möge die versicherungsmedizinische Bedeutung besonders beleuchten.

Ein 26jähriger Textilarbeiter erlitt während der Arbeit eine Hautverletzung am linken Unterschenkel. An der Verletzungsstelle befand sich von Kindheit an ein

Naevus pigmentosus. Bei der durchgangsärztlichen Wundversorgung wurde dieser
Naevus im Gesunden excidiert und anschließend nachbestrahlt. Die histologische
Untersuchung hatte einen Naevus pigmentosus ohne Malignitätsverdacht ergeben.
Zwei Jahre später erkrankte er apoplektiform mit Sprachstörungen und Somnolenz.

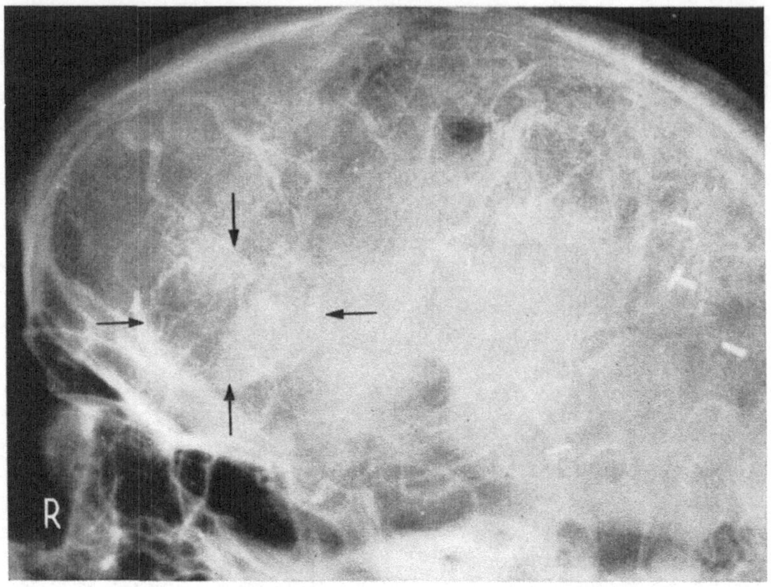

Abb. 53 b

Auf den linksseitigen Carotisangiogrammen stellte sich ein apfelgroßer scharf-
berandeter Tumor im Bereich der Postzentralregion und des Lobulus parietalis inf.
dar. In der arteriellen Phase fand sich eine Verdrängung der umgebenden Gefäße
und eine beginnende capilläre Anfärbung. Eine deutliche Vascularisation mit verdichteten Randgefäßen zeigte sich im frühen Phlebogramm (Abb. 54). Bei der
Operation konnte ein weicher, von Melanin durchsetzter Tumor entfernt werden.
Die histologische Untersuchung ergab eine maligne Melanommetastase mit weitgehend nekrotischem Zerfall. Drei Monate später kam der Patient an erneuter
Metastasierung ad Exitum.

Es war nun gutachtlich zu klären, ob der Tod infolge der malignen
Hirnmelanommetastasen nach Verletzung eines Naevus pigmentosus
eingetreten und damit indirekte Unfallfolge sei. Diese Frage wurde von
uns bejaht, da wir annehmen mußten, daß der Tod ohne die Verletzung
und erforderliche operative Behandlung des Naevus mit überwiegender
Wahrscheinlichkeit wenigstens ein Jahr, wenn nicht sogar wesentlich
später eingetreten wäre.

Mit diesen Fällen mögen die Hirnmetastasen, die vielfach apoplektiform in Erscheinung treten und als isolierte Metastasen bei entferntem
Primärtumor erfolgreich anzugehen sind, ausreichend erwähnt sein,
obgleich sich hier noch manche interessante Frage ergibt. Angiographisch
läßt sich also bei einer Gefäßanfärbung multipler Metastasen die Diagnose
leicht stellen. Bei isolierten Metastasen reichen die Hirngefäßkontrastbilder von denen der Meningeome bis zu den multiformen Glioblastomen.
Stellt sich keine Vascularisation dar, so findet man lediglich eine Ver-

drängung der umgebenden Gefäße. Bei multiplen Metastasen ergeben
sich häufig uncharakteristische Angiogramme und auch uncharakteristische neurologische Syndrome, die sich in kein Krankheitsbild einordnen

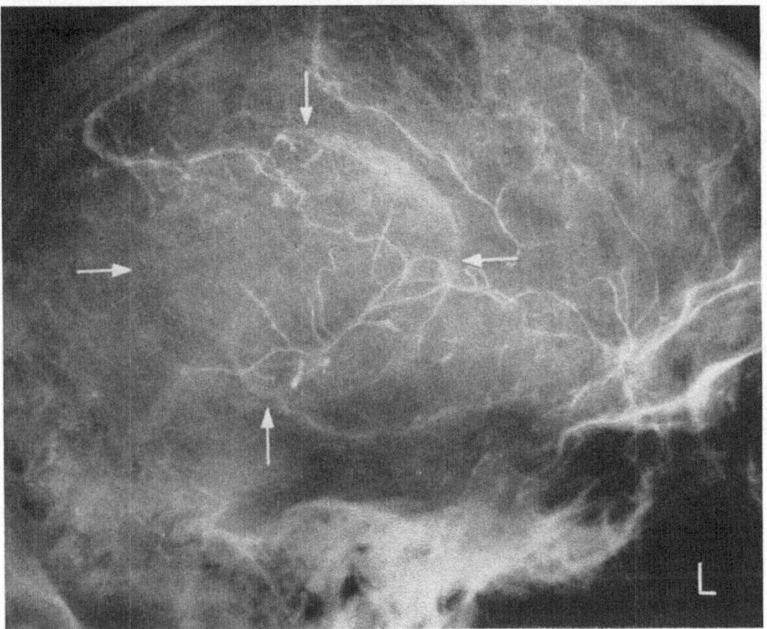

Abb. 54. Apfelgroße isolierte Melanoblastommetastase in der linken Postzentralregion be
einem 26jährigen Mann zwei Jahre nach Entfernung eines Pigmentnaevus am Unterschenkel, der wegen einer beruflichen Verletzung exstirpiert war. Die Metastase führte zu einem
apoplektischen Insult und stellte eine indirekte Unfallfolge dar. Eine deutliche Vascularisation mit verdichteten Randgefäßen zeigt sich im frühen Phlebogramm

lassen. In allen solchen Fällen soll man an Metastasen denken und eine
entsprechende Allgemeinuntersuchung bezüglich eines Primärtumors
durchführen.

c) Hirnabscesse

Neben den eigentlichen „echten" intrakraniellen Tumoren beginnen
häufig auch entzündliche raumfordernde Prozesse, nämlich die *Hirnabscesse* apoplektiform. Es liegt dies daran, daß die Mehrzahl der fortge-
leiteten, traumatischen und metastatischen Hirnabscesse zu einem
starken, akuten Hirnödem führen. Die Symptome hängen von der
Lokalisation und der Virulenz der Erreger ab. Im Angiogramm zeichnen
sich die Abscesse dadurch aus, daß sie zunächst ein reines Verdrängungssyndrom verursachen. Wenn sich eine Kapsel gebildet hat, stellt sich im
allgemeinen ein rundlicher, gefäßfreier Bezirk mit einem umgebenden
Gefäßwall in der Kapselzone dar. Hirngefäßkontrastbilder bei Abscessen
wurden schon früh beschrieben (MONIZ 1940). Die Zirkulation des
Gesamthirnes ist in fast allen Fällen verlängert (TÖNNIS und SCHIEFER).
Die Wichtigkeit der angiographischen Diagnostik möge folgender Fall
aufzeigen.

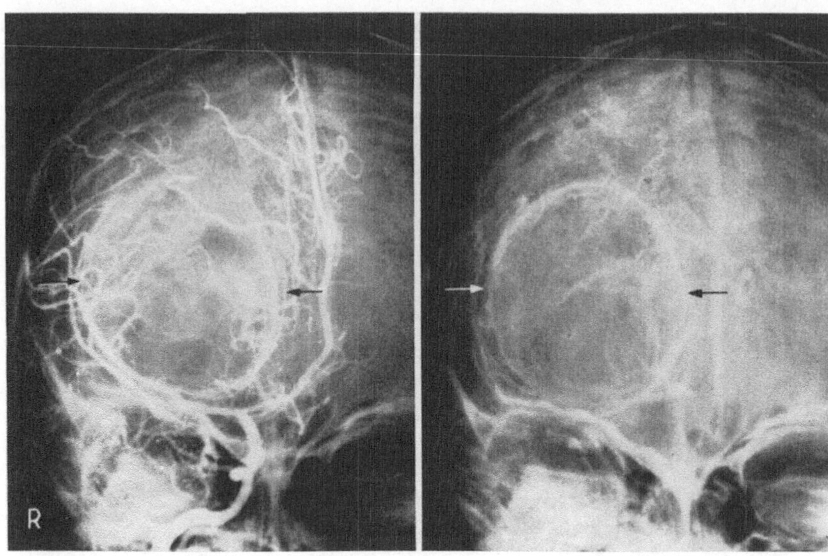

Abb. 55 a   Abb. 55 b

Abb. 55a u. b. Frontoparietaler Hirnabsceß bei einem 10jährigen Jungen als Ursache eines
apoplektischen Insultes. Der Absceß war embolisch von einer Endokarditis bei M. coeruleus
entstanden. Angiographisch zeichnet sich der Absceß durch den Gefäßwall aus. Außer einer
zarten Anfärbung der Kapselgefäße findet sich keine Tumorvascularisation

Ein zehnjähriger Junge mit angeborenem Herzvitium (M. coeruleus) hatte über
Kopfschmerzen zu klagen. Nach vier Wochen erkrankte er akut an starker Bewußtseinstrübung und linksseitiger Halbseitenlähmung. Die Blutsenkung war nicht
beschleunigt, im Liquor keine Eiweißvermehrung. Die Liquorzellzahl betrug
136/3 Zellen. Es lag nun sicherlich am nächsten, eine Hirnembolie vom Herzen her zu
vermuten. Auf den rechtsseitigen Carotisangiogrammen (Abb. 55a u. b) stellte sich,
insbesondere in der venösen Phase, ein gänseeigroßer Tumor im subcorticalen Fron-
toparietalbereich dar. Nach dem Gefäßwall in der Randzone war ein Hirnabscess
anzunehmen. Die Diagnose bestätigte sich bei der Operation. Nach mehrmaliger
Punktion wurde der Abscess mit dicker Membran exstirpiert. Daraufhin bildete sich
die Hemiparese weitgehend zurück.

d) Encephalitiden und Meningitiden

Während also die umschriebene eitrige Entzündung des Gehirns in
Form des Hirnabscesses im Angiogramm tumorartige Kontrastbilder
zeigt, fanden wir bei den diffusen *Encephalitiden und Meningitiden*
wiederholt eine Weitstellung des Gefäß-Systems mit beschleunigter
Zirkulation im Serienangiogramm. Wir sehen diese Befunde, denen im
Schrifttum bisher keine besondere Beachtung geschenkt wurde, als
Ausdruck der Hyperämie wie bei jeder akuten Entzündung am übrigen
Körper an.

Abb. 56 ist ein Angiogramm einer 35jährigen Frau, die apoplektiform an einer
akuten eitrigen Meningo-Encephalitis mit leichten linksseitigen Halbseitenzeichen,
Kopfschmerzen und starken Bewußtseinsstörungen erkrankte. Die Einweisung
erfolgte wegen Verdachtes auf Hirnabscess bei Meningitis. Dieser Verdacht war
nach dem klinischen Befunde mit positivem Kernig und eitrigem Liquor durchaus
berechtigt. Die Hirngefäßkontrastbilder zeigten jedoch keine Verdrängungsprozesse

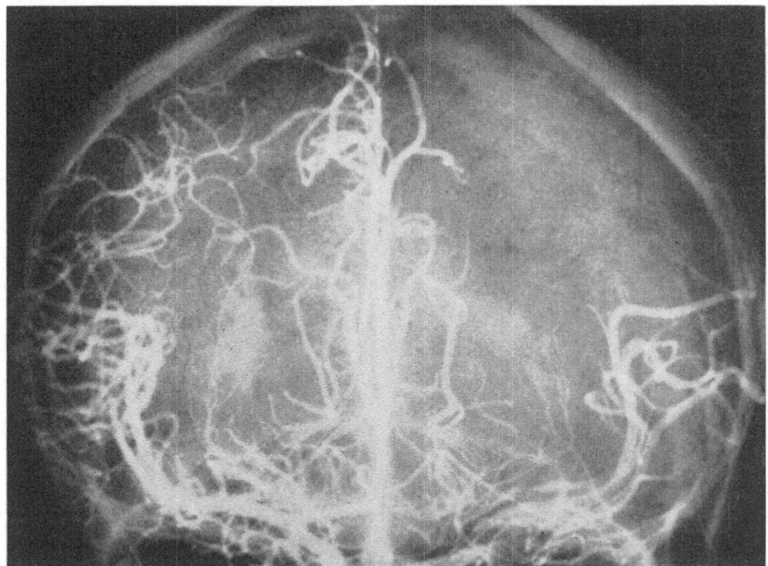

Abb. 56. Akute eitrige Meningo-Encephalitis mit apoplektiformem Insult bei einer 35jährigen Frau. Alle Gefäße sind maximal erweitert. Von der rechten A. carotis int. aus stellt sich der gesamte Großhirnkreislauf mit beschleunigter Zirkulation dar. Auch die Gefäße der Vertebralis-Basilaris-Strombahn zeigten die auffällige Weitstellung

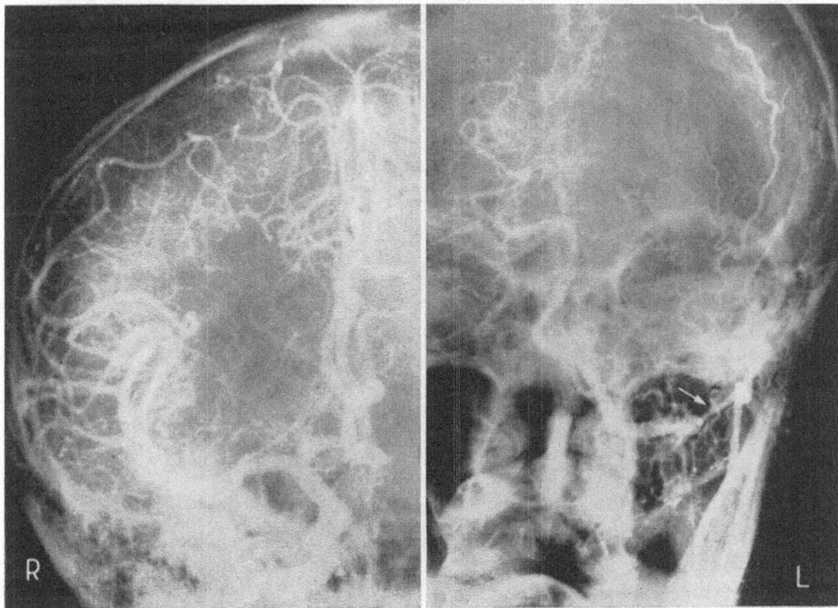

Abb. 57aAbb. 57 b

Abb. 57a u. b. Rhinogene Meningitis bei einer traumatischen Liquorfistel eines 26jährigen Mannes. Alle Gefäße sind maximal weitgestellt und nicht überdehnt. Von der linken A. carotis externa her füllt sich die Vertebralis-Basilaris-Strombahn über eine dicke Anastomose (→) zwischen der A. occipitalis und der linken A. vertebralis. Der Insult stellt eine indirekte Unfallfolge dar

6 Hefte zur Unfallheilkunde 69

im Bereich der gesamten Groß- und Kleinhirnstrombahn. Von der rechten A. Carotis
aus stellten sich beide Großhirnhemisphärengefäße einschließlich der Aa. cerebri
post. über die Aa. communicantes dar. Die Aa. cerebri ant. standen streng median.
Auf dem Seitenbild waren sie leicht überdehnt. Alle Gefäße erschienen maximal
erweitert. Auch die Arterien der Vertebralis-Basilaris-Strombahn zeigten eine auffällige Weitstellung. Die Angiographie ließ also einen Abscess ausschließen. Durch
die Sektion wurde die Diagnose bestätigt.

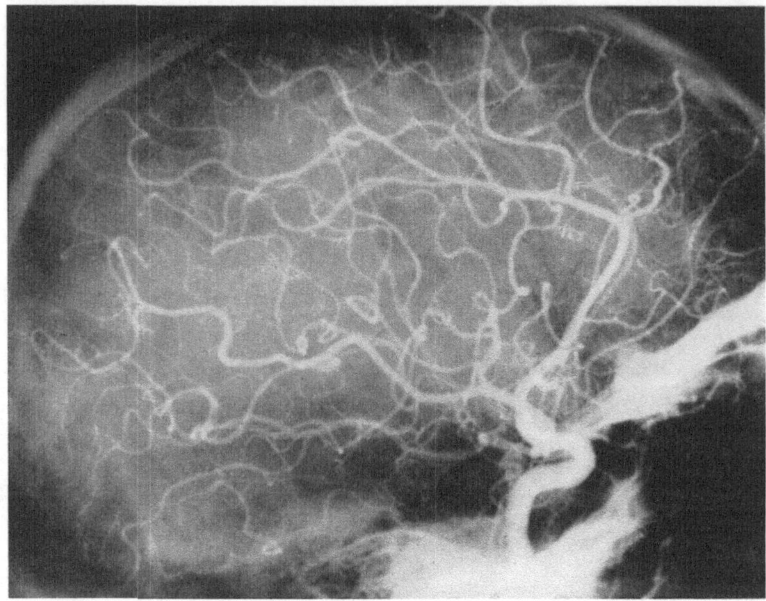

Abb. 58. Chronische Encephalomyelitis disseminata bei einer 39jährigen Frau mit apoplektischem Insult, der zur Verdachtsdiagnose einer subduralen Blutung führte. Angiographisch
fand sich auch hier eine Weitstellung aller Gefäße mit Doppelfüllung der A. cerebri ant. von
beiden Seiten her

In ähnlicher Weise waren auch bei einer rhinogenen Meningitis nach
Schädelhirntrauma vor einem Jahr mit Liquorfistel alle cerebralen
Gefäße erweitert. Gerade diese traumatischen Meningitiden nehmen
vielfach einen so akut-foudroyanten Beginn, daß sie durchaus einem
apoplektischen Insult gleichen können. Da das Leben dabei stets ge-
fährdet ist, haben wir heute bei allen frontobasalen Schädelhirnverlet-
zungen unbedingt dafür Sorge zu tragen, daß die Dura verschlossen wird
(TÖNNIS, CAIRNS, KUHLENDAHL u. a.). Eine intakte Dura bildet ganz
unzweifelhaft den besten Schutz gegen eine fortgeleitete Meningitis.

Abb. 57a und b zeigen die Angiogramme eines 26jährigen Kaufmannes, der vor
einem Jahr frontale Frakturen erlitten hatte und dann innerhalb einer Stunde
mit Kopfschmerzen, völliger Bewußlosigkeit und starker motorischer Unruhe
erkrankte. Auch hier waren auf den noch am gleichen Tage angefertigten Hirngefäßkontrastbildern alle Arterien weitgestellt, die Aa. cerebri ant. beiderseits doppelt
gefüllt. Von links her stellte sich bei einer Lage der Hohlnadel in der A. Carotis
ext. (Abb. 57b) sogar die Vertebralisstrombahn über eine dicke Anastomose zwischen der A. occipitalis und der linken A. vertebralis dar. Nach Abklingen der
Meningitis wurde die Liquorfistel geschlossen und der Patient geheilt.

Aus der Reihe der chronischen Entzündungen möge folgender Fall zur Demonstration dienen.

Eine 39jährige Hausfrau kam in ihrer Wohnung ohne ersichtlichen Grund zu Fall und war zwei Stunden bewußtlos. Anschließend bestanden aphatische Störungen und eine Steigerung der rechtsseitigen Reflexe. Der Gang war sehr unsicher. Sechs Tage später war sie nochmals für eine halbe Stunde bewußtlos. Die Einweisung erfolgte wegen Verdachtes auf ein subdurales Hämatom. Auf den beiderseitigen Carotisangiogrammen (Abb. 58) fand sich für einen raumfordernden Prozeß kein Anhalt. Alle Gefäße erschienen aber weitgestellt. In der Folgezeit blieb die Patientin weitgehend komatös. Eine Kontrollangiographie nach drei Wochen ergab die gleichen Gefäßbilder. Nach neun Wochen kam die Patientin ad Exitum. Bei der Sektion wurde eindeutig eine ältere Encephalomyelitis disseminata festgestellt.

Aus diesen Befunden ergibt sich also, daß die Angiographie auch bei den entzündlichen Hirnprozessen durchaus differentialdiagnostisch weiterführen kann. Während der umschriebene Hirnabscess schon länger bekannte Verlagerungssyndrome mit den beschriebenen Zirkulationsveränderungen zeigt, bewirken die diffusen Entzündungen eine *allgemeine Gefäßerweiterung* und vermehrte Hirndurchblutung, wie wir es schon an einer Reihe von Fällen beobachten konnten. Die Hirngefäßkontrastbilder dienen also nicht nur zum Ausschluß anderer Erkrankungen, sondern deuten direkt auf diffuse Entzündungen hin. Diese Befunde bedürfen natürlich noch weiterer Beobachtungen zur festen Untermauerung. Manches apoplektische Geschehen wird sich dadurch näher klären und entsprechend behandeln lassen.

e) Epileptische Anfälle
mit fehlenden tonisch-klonischen Phasen

Abschließend sei noch ein Krankheitsbild erwähnt, das gelegentlich zu einer Verwechselung mit apoplektischen Insulten führen kann. Einzelne *Anfallsleiden* mit fehlenden tonisch-klonischen Phasen können besonders bei längerdauerndem Status epilepticus einem Schlaganfall ähnlich sein. Bei der genuinen Epilepsie, deren Ätiologie immer noch nicht geklärt ist, finden sich angiographisch keine Abweichungen. Die Hirngefäßkontrastdarstellung ist hier lediglich zum Ausschluß eines symptomatischen Krampfleidens indiziert. Neben zahlreichen Tumoren sind es vor allem die arteriovenösen Angiome, die mit Anfällen einhergehen (SUNDER-PLASSMANN, BERGSTRAND, OLIVECRONA und TÖNNIS, TÖNNIS und LANGE-COSACK, GERLACH u. a.). Nach KRAYENBÜHL und YASARGIL findet sich in den gesammelten Mitteilungen bei 41% der Angiome eine Epilepsie, so daß diese Gefäßmißbildungen neben den Blutungssymptomen auch wegen der Anfälle ein erhebliches chirurgisches Interesse finden. Durch operative Beseitigung der Ursache können die Kranken geheilt werden. Die angiographischen Eigenarten der Angiome sind bereits im Zusammenhang mit den Rhexisblutungen beschrieben.

Eine Gehirnläsion durch Verletzung oder Infektion mit nachfolgender Hirnduranarbe kann ebenfalls zu einem symptomatischen Anfallsleiden führen. Bei diesen posttraumatischen und infektiösen Spätschäden finden

sich angiographisch meist keine auffälligen Abweichungen. Hier bringt
das Pneumencephalogramm wesentlich bessere Hinweise. Bei einer umschriebenen Hirnverletzung ist der gleichseitige Seitenventrikel meist

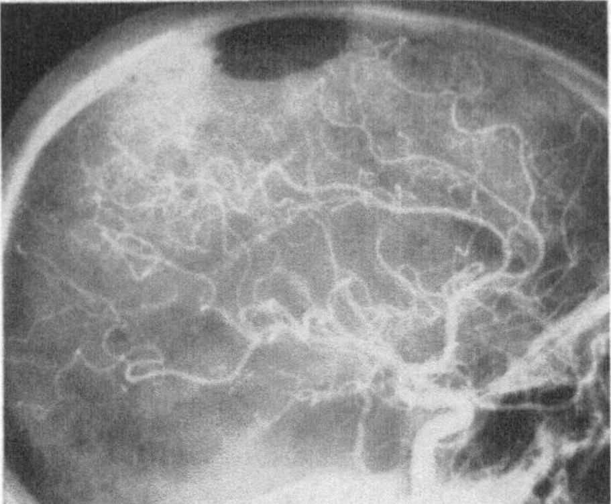

Abb. 59a

Abb. 59a u. b. Sympto-
matische Epilepsie nach
alter Kriegsverletzung
des linken Parietalhirnes
mit fehlenden tonisch-
klonischen Phasen, die
bei dem 54jährigen Mann
zu der Verdachtsdia-
gnose eines apoplekti-
schen Insultes führte.
Angiographisch

(Abb. 59a, auf dem der
Schädeldefekt gut zu
erkennen ist) finden sich
keine Besonderheiten.
Die Pneumencephalo-
gramme (Abb. 59b) zei-
gen dagegen eine Erwei-
terung des Ventrikelsy-
stems mit Ausziehung
der linken Seitenkam-
mer in Richtung auf den
Defekt, in dessen Umge-
bung die Subarachnoi-
dalfüllung fehlt. Die Bilder sind seitenverdreht,
da zur Darstellung des
linken Ventrikels eine
Lagerung des Kopfes auf
die rechte Seite erfolgt.

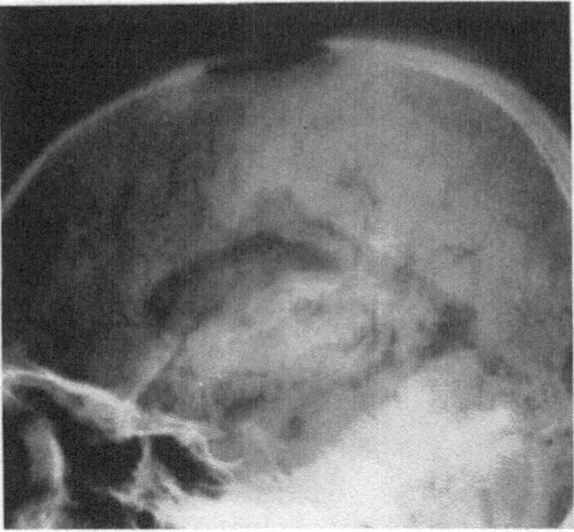

Abb. 59b

infolge narbiger Hirnatrophie vergrößert oder örtlich ausgeweitet. Ent-
sprechend sind das Septum pellucidum und der 3. Ventrikel zur Seite der
Atrophie hin verlagert. Der Subarachnoidalraum stellt sich über der
verletzten Partie nicht dar. Durch eine Entfernung der Narbe und
Verschluß der Dura kann in vielen Fällen ein Sistieren der fokalen
Epilepsie erreicht werden. Eine posttraumatische Spätepilepsie nach
Kriegsverletzung, die zu einem insultähnlichen Status epilepticus führte,
möge folgender Fall demonstrieren.

Ein jetzt 54jähriger Mann erlitt im Kriege eine Schädelverletzung durch ein
Explosivgeschoß. Es erfolgte nur eine äußere Wundversorgung. Nach 15 Jahren
trat dann ein Status epilepticus mit zunächst fehlenden tonisch-klonischen Phasen
auf. Der hinzugezogene praktische Arzt, dem die Verwundung nicht bekannt war,
vermutete einen apoplektischen Insult und behandelte mit einem Aderlaß. Nach
zwei Tagen kehrte das Bewußtsein zurück. Es traten dann mehrere kurzdauernde
Zuckungen in der rechten Hand auf, die Veranlassung zur Einweisung gaben. Die
Schädelleeraufnahmen zeigten einen pflaumengroßen Knochendefekt im linken

Scheitelbein. Der Blutdruck war mit 120/75 eher erniedrigt. Die Extremitäten-reflexe waren rechts gesteigert. Die linksseitigen Carotisangiogramme (Abb. 59a) ergaben außer einem geschlängelten Verlauf der A. cerebri ant., wie es für einen 54jährigen Mann nichts Ungewöhnliches ist, keine Abweichungen. Die Pneum-encephalogramme (Abb. 59b) zeigten dagegen eine leichte Erweiterung des mittel-ständig stehenden Ventrikelsystems, wobei die linke Seitenkammer im mittleren Anteil in Richtung auf die Verletzung zu nach oben ausgezogen war. In der Um-gebung der Verletzung fehlte die Subarachnoidalfüllung. In ähnlich gelagerten Fällen bringt also die Hirnkammerluftfüllung wertvollere Hinweise als das Angio-gramm.

Damit sind die Krankheitsbilder geschildert, die bisher im Rahmen des apoplektischen Insultes eine Bedeutung in angiographischer Hinsicht erlangt haben. Es handelt sich also um ein buntes Bild verschiedenster Ursachen, die mit dem klinischen Syndrom „akute Störung des Bewußt-seins mit cerebralen Herdzeichen" einhergehen. Alle Altersstufen können davon betroffen werden. Weitere Beobachtungen werden zeigen, ob der Kreis der differentialdiagnostischen Erwägungen in Zukunft noch weiter zu ziehen ist. Ich zweifle nicht daran, daß dieses der Fall sein wird. In der Statistik der Sterbefälle nach Todesursachen in der Bundesrepublik im Jahre 1958 nehmen allein die Gehirnblutung und sonstige Gefäßstörungen des Zentralnervensystems mit 14,5% den 3. Platz nach den Herzkrank-heiten und den bösartigen Neubildungen ein, während 1938 erst 8,3% angegeben wurden. Tod durch Gehirnblutung oder sonstige Gefäß-störungen im Zentralnervensystem (Ziffer 371 des Statistischen Bundes-amtes) kann dabei dem Tod im apoplektischen Insult gleichgesetzt werden, da eine genaue Objektivierung in der Mehrzahl der Fälle nicht erfolgt ist. Zur Verminderung dieser unheimlichen Zahl vermag die cerebrale Angiographie wertvolle Dienste zu leisten.

Während also die angiographischen Befunde bei den raumverdrängen-den intrakraniellen Prozessen einschließlich der Hämatome, bei den Gefäßmißbildungen und den organischen Gefäßerkrankungen mit Ein-schluß der Arterienverschlüsse bereits zu unserem festen Wissensschatz gehören, bedürfen die Hirngefäßkontrastbilder bei den funktionellen Durchblutungsstörungen traumatischer, entzündlicher und degenerativer Genese noch weiterer Beobachtungen zur festen Untermauerung.

C. Schlußfolgerungen

Zusammenfassend kann festgestellt werden, daß dem klinischen Bild des „apoplektischen Insultes" die verschiedensten Ursachen zugrunde liegen. Die Diagnose hat demnach stets mit differentialdiagnostischen Erwägungen einherzugehen. Bei der Erkennung des Grundleidens hat die *cerebrale Angiographie* einen breiten Raum eingenommen. Sachlich richtig durchgeführt, ist sie zu einer praktisch gefahrlosen Untersuchungs-methode geworden. Auch diejenigen Autoren, welche die Hirngefäß-kontrastdarstellung bei der cerebralen Gefäß-Sklerose nicht allgemein angewandt wissen wollen oder sie gar für überflüssig halten, empfehlen sie doch zum Ausschluß anderer Prozesse, insbesondere der Geschwülste. Bei Menschen jüngeren und mittleren Alters besteht demnach wohl Einigkeit über eine möglichst breite Anwendung. Da uns die Erfahrung

jedoch immer wieder zeigt, daß auch im höheren Lebensalter noch Hirn-
tumoren und andere raumfordernde intrakranielle Prozesse auftreten,
klinisch aber eine einwandfreie Diagnose oftmals nicht möglich ist, so
können wir die cerebrale Angiographie auch bei Patienten in diesem
Lebensabschnitt nur wärmstens empfehlen. Noch vor kurzem hatten wir
Gelegenheit, einen 67jährigen praktischen Arzt erfolgreich zu behandeln,
dessen uncharakteristische Symptomatik seit über zwei Jahren als
Arteriosklerose angesehen wurde, bis er sich in einem apoplektiformen
Insult einen Unfall zuzog. Die Hirngefäßkontrastdarstellung ergab dann
ein ausgedehntes chronisch-progredientes Hämatom der Dura mater.
Dieses konnte nach Anlage eines Bohrloches entleert werden, wonach
der Patient beschwerdefrei wurde und seine Praxis wieder aufnehmen
konnte.

Es darf nochmals betont werden, daß wir seit der Einführung des Urografin als Kontrastmittel und ausgedehnter Benutzung der schonenden
Intubationsnarkose keine Nachteile mehr beobachtet haben, die auf die
Methode zurückzuführen sind. Eine klare Diagnose aber ermöglicht
häufig erst eine kausale chirurgische Therapie. Wie an zahlreichen Bei-
spielen demonstriert werden konnte, ist die operative Behandlung vielfach indiziert und selbst bei Massenblutungen durchaus nicht aussichtslos.
Es ist zweifellos eine dankbare ärztliche Aufgabe, die apoplektischen
Erkrankungen des Zentralnervensystems als Todesursache zu verringern.
Die konservativen Behandlungsmethoden gehören zum Aufgabengebiet
der internen Medizin und der Nervenheilkunde. Sie sind in der Monographie von H. E. KEHRER ausführlich geschildert. Auf die operativen
Möglichkeiten wurde im Rahmen dieser Abhandlung hingewiesen.

Auch in der Unfallheilkunde und Versicherungsmedizin hat die cerebrale Angiographie hinsichtlich der apoplektischen Insulte inzwischen
ihre feste Position eingenommen. Wenn O. MARBURG noch 1936 im
Handbuch der Neurologie erklärte, daß es unendlich schwer sei zu entscheiden, ob eine Apoplexie bei einem Arteriosklerotiker oder sonst
gefäßgeschädigten Kranken Folge eines Traumas ist oder ob es sich um
eine direkte traumatische Auswirkung im Blutgefäßsystem des Kranken
gehandelt hat, so können wir hier seit der Einführung der Hirngefäßkontrastdarstellung doch einen erheblichen Wandel feststellen. Bei der
Häufigkeit des apoplektischen Insultes als Krankheitsvorgang werden
vielfach Ansprüche an die Versicherungsträger gestellt, die sich auf einen
Unfall als Ursache des Schlaganfalles berufen. In der Mehrzahl sind es
Kopftraumen leichterer oder schwererer Art und Verkehrsunfälle, die
angeschuldigt werden. Daneben werden auch körperliche Überanstren-
gungen, schweres Heben, thermische Einwirkungen, Schreck- und
Erregungszustände mit einem Insult in Zusammenhang gebracht. Auf
die Schwierigkeiten bei der Begutachtung wurde von QUENSEL (1943)
und A. HÜBNER (1943 und 1958) in der Monatsschrift für Unfallheilkunde
hingewiesen und bei jedem letalen Falle eine Autopsie angestrebt. Die
auch jetzt noch bestehende Unsicherheit in der Beurteilung zeigt sich
deutlich an den beiden sozialgerichtlichen Entscheidungen, die von LOB,

ASANGER und PROBST (Sozialgerichtliche Entscheidungen, S. 12—14) beschrieben sind. Bei einem 50jährigen Manne wurde ein Schlaganfall zwei Tage nach einem Fahrradsturz ohne Kopftrauma nicht als Unfallfolge anerkannt. Bei einer 53jährigen Frau wurde ein Schlaganfall sieben Tage nach einem Sturz mit dem Leichtmotorrad ebenfalls ohne Schädeltrauma als Unfallfolge im Sinne der Verschlimmerung angesehen.

Wie die differentialdiagnostischen Ausführungen zeigen, sind mit der Hirngefäßkontrastdarstellung als wichtigstem technischen Hilfsmittel doch erheblich objektivere Beurteilungsmöglichkeiten gegeben. Neben den beschriebenen traumatischen intrakraniellen Blutungen finden sich also angiographisch als direkte Unfallfolge traumatische Gefäßthrombosen, traumatische Aneurysmen, funktionelle Durchblutungsstörungen und in vereinzelten Fällen direkte Gefäßverletzungen in Form diffuser Kontrastmittelaustritte (Extravasation phenomenon nach WEBSTER, DAWSON und GURDJIAN). Daneben können alle Erkrankungen festgestellt werden, die spontan zum apoplektischen Insult führen.

Im einzelnen ist dabei zusammengefaßt folgendes zu erwähnen:

1. Intracerebrale Hämatome können bei normalem Blutdruck spontan und traumatisch auftreten. Zur Anerkennung eines unfallbedingten ist also eine entsprechende Gewalteinwirkung (Schädelfraktur, Augenzeugenbericht) zu fordern. Die traumatischen intracerebralen Hämatome wurden bisher nur im Schläfen- und vereinzelt im Stirnbein beobachtet, die spontanen auch in anderen Hirnregionen. Wenn nach einem Schädelhirntrauma eine Kapselblutung bei bestehender Gefäßsklerose gefunden wird, so ist stets davon auszugehen, daß die hypertonischen Massenblutungen in Putamen — Claustrum — Gebiet meist ohne jegliche äußere Einwirkung auftreten. Es ist also sorgfältig dahingehend zu forschen, ob der apoplektische Insult nicht das primäre Geschehen war und der vom Schlage Getroffene sich beim Hinfallen eine Kopfverletzung zugezogen hat. Bei der Zusammenhangsbeurteilung vermag die Angiographie wertvolle Dienste zu leisten, indem sich der Blutungssitz lokalisieren und die Gefäßsklerose objektivieren läßt. Ereignet sich ein Schlaganfall bei einem Hochdruckkranken in einer gewohnten Umgebung, so ist ein Unfall als auslösender Faktor wohl sicher auszuschließen. Tritt der Insult jedoch direkt nach einem schweren Trauma auf, welches eine Hirnkontusion zu bewirken imstande war, so wird man im seltenen Einzelfalle einen Unfallzusammenhang im Sinne einer einmaligen richtungsgebenden Verschlimmerung eines bereits vor dem Trauma bestehenden Leidens für einen begrenzten Zeitraum anerkennen können. Eine besondere Unfallgefährdung der Hypertoniker im Hinblick auf eine Massenblutung haben wir am eigenen Krankengut nicht feststellen können.

2. Intracerebrale Hämatome und Subarachnoidalblutungen infolge Tumoren, Angiomen und Forbusschen Aneurysmen entstehen stets unfallfremd. Sie treten bei gewohntem Tagesablauf und selbst im Schlafe auf. Die seltenen traumatischen sackförmigen Aneurysmen bedürfen einer genaueren Objektivierung. Die arteriovenösen Aneurysmen zwischen Carotis und Sinus cavernosus sind nach einer Schädelbasisfraktur oder

einer penetrierenden Verletzung eine Unfallfolge. Diese Fisteln können auch spontan auftreten und durch eine cerebrale Mangeldurchblutung einen unfallunabhängigen Insult bewirken.

3. Die epiduralen Hämatome sind stets traumatischer Natur. Ein Schädelbruch ist nicht unbedingt erforderlich.

4. Die akuten subduralen Hämatome sind praktisch stets eine Unfallfolge.

5. Die chronisch-progredienten Hämatome der Dura stellen eine unfallunabhängige Erkrankung dar. Einem schweren als auch insbesondere einem *leichten* Schädeltrauma können wir keine ursächliche Bedeutung beimessen. Bezüglich der näheren Begründung wird auf unsere eingehenden Ausführungen (SUNDER-PLASSMANN und ISFORT 1960) verwiesen. Im gleichen Sinne hat sich von klinischer Seite auch DAHMEN geäußert, der bei katamnestischen Erfassungen von 28 072 Schädeltraumen leichter bis schwerster Natur lediglich ein chronisch-progredientes Durahämatom nach einem sehr fraglichen Unfall fand und dem Trauma keine ätiologische Bedeutung beimessen konnte.

6. Ein apoplektischer Insult infolge einer Diapedeseblutung durch eine hämorrhagische Diathese ist keine Unfallfolge. Eine hämorrhagische Encephalitis infolge Insolation kann bei außergewöhnlicher Belastung ein „Unfall aus physikalischer Ursache" sein.

7. Die encephalomalacischen Insulte infolge einer durch Gefäßsklerose bedingten Mangeldurchblutung sind keine direkte Unfallfolge. Sie entstehen durch eine hämodynamische Insuffizienz bei Herzversagen, Blutdruckabfall und Verminderung des Minutenvolumens. Tritt der zur Hirn-Mangeldurchblutung führende Blutdruckabfall z. B. bei einem unfallbedingten Blutverlust ein, wird man den Insult im Sinne einer einmaligen richtunggebenden Verschlimmerung eines bereits bestehenden Leidens als Unfallfolge für einen begrenzten Zeitraum anerkennen können. Ein psychisches Trauma, ein Schreckerlebnis o. ä. genügt u. E. dafür aber keineswegs.

8. Die endangitischen und die seltenen arteriosklerotischen Gefäßverschlüsse stellen keine Unfallfolge dar.

9. Die embolischen Gefäßverschlüsse sind im allgemeinen ein schicksalsmäßiges Leiden und nur dann eine indirekte Traumafolge, wenn das Grundleiden durch einen Unfall entstanden ist.

10. Traumatische Carotisthrombosen können durch Intimaverletzungen und bei traumatischen Aneurysmen auftreten. Die Diagnose ist nur auf Grund des Unfallherganges, der Angiogramme, des klinischen Verlaufes und der eventuellen histologischen Befunde zu stellen. Die übrigen Gefäßverschlüsse sind unbedingt davon abzugrenzen.

11. Die funktionellen Durchblutungsstörungen, zu denen wir im erweiterten Sinne auch die Commotio und Contusio cerebri rechnen, sind nach einem Schädeltrauma als Unfallfolge anzusehen.

12. Die Hirngeschwülste und Hirnmetastasen, von denen bei unserem Krankengut 16% apoplektiform in klinische Erscheinung traten, stellen mit ganz seltenen Ausnahmefällen ein schicksalsmäßiges Leiden dar. Die

malignen Metastasen eines Melanoms können eine indirekte Unfallfolge sein, wenn das Melanom durch ein Trauma maligne wurde. Bei allen anderen intrakraniellen Neubildungen haben wir selbst eine traumatische Entstehung bisher nicht beobachten können. In gleichem Sinne hat sich auch E. WEBER auf der 77. Tagung der Deutschen Gesellschaft für Chirurgie 1960 ausgesprochen, indem er feststellte, daß sich der Nachweis einer Hirntumorentstehung als Unfallfolge an seinem Krankengut nie ergeben habe.

13. Ein Hirnabscess stellt nur dann eine Unfallfolge dar, wenn er durch eine direkte Hirnverletzung oder fortgeleitet bzw. metastatisch von einem traumatisch-infektiösen Herd aus entstanden ist. In gleicher Weise sind die Meningo-Encephalitiden zu beurteilen.

14. Von den epileptischen Anfällen, die bei fehlenden tonisch-klonischen Phasen mit einem apoplektischen Insult verwechselt werden können, sind diejenigen als indirekte Unfallfolge anzusehen, die als symptomatische Form durch eine traumatische Hirn-Duranarbe bedingt sind.

Die objektive Klärung der Frage, ob ein Schlaganfall eine Unfallfolge darstellt oder ob der angeschuldigte Sturz bzw. die Verletzung durch einen apoplektischen Insult ausgelöst wurde, läßt sich häufig nur durch die angiographischen Befunde erbringen oder erhärten. Ein gerechtes Urteil für den Versicherten als auch für den Versicherungsträger kann somit vielfach erst nach durchgeführter Hirngefäßkontrastdarstellung gesprochen werden.

Literatur

ALBRECHT, K.: Fortschr. Röntgenstr. 82, 496—500 (1955).
ARING, C. D., and H. H. MERRIT: Arch. intern. Med. 56, 435 (1935).
ANDERS, H. E., u. W. J. EICKE: Arch. Psychiat. Nervenkr. 112, 1 (1940).
Ärztl. Mitt. (Köln) 45, 1288—1291 (1960).
ASCHOFF, L.: Über Atherosklerose. Jena: Gustav Fischer 1925.
— Med. Klin. 28, 925—928 (1933).
BAUER, K. H.: Chirurg 15, 204—207 (1943) u. 19, 387—389 (1948).
BAY, E.: Fortschr. Neurol. Psychiatr. 21, 151—181 (1953).
— Dtsch. med. Wschr. 82, 1949—1952 (1957).
BENAIM, J.: Rev. oto-neuro-oftal. (B. Aires) 24, 92—96 (1949).
BENEDEK, L.: Z. Neurol. 156, 646 (1936).
BERGERHOF, H. D., u. R. FROWEIN: Nervenarzt 26, 456—471 (1955).
VAN DEN BERGH, R.: Acta neurol. belg. 58, 231—246 (1958).
BERGSTRAND, H., H. OLIVECRONA uhd W. TÖNNIS: Gefäßmißbildungen und Gefäß-
    geschwülste des Gehirns. Leipzig: Georg Thieme 1936.
BERNSMEIER, A.: Differentialdiagnose der Erkrankungen des zentralen Nerven-
    systems. In Differentialdiagnose neurologischer Krankheitsbilder. Stuttgart:
    Georg Thieme 1958.
BING, R.: Lehrbuch der Nervenkrankheiten. Basel: Benno Schwabe 1952.
BODECHTEL, G.: Differentialdiagnose neurologischer Krankheitsbilder. Stuttgart:
    Georg Thieme 1958.
BOLLINGER, O.: Int. Beitr. Wiss. Med. 2, 468 (1891).
BROBEIL, A.: Hirndurchblutungsstörungen, ihre Klinik und arteriographische
    Diagnose. Stuttgart: Georg Thieme 1950.
— Nervenarzt 21, 210—215 (1950).
BROOKS, B.: South. med. Journal 23, 100—106 (1930).
BULL, J. W. D., J. MARSHALL and D. A. SHAW: Lancet 1960 II, 562—565.
—, R. S. C. COUCH, DAPHNE JOYCE, J. MARSHALL, D. G. POTTS and D. A. SHAW:
    Brit. J. Radiol. 33, 165—170 (1960).
CAIRNS, H.: Nervenarzt 9, 401—410 (1936).
CALDWELL, H. W., and F. C. HADDEN: Ann. intern. Med. 28, 1132—1142 (1948).
CALDWELL, J. A.: Amer. J. Surg. 52, 522—523 (1936).
CHIARI, H.: Verh. dtsch. path. Ges. 9, 326 (1905).
CHRISTENSEN, E.: Haematoma subdurale acutum und chronicum. Handbuch der
    Neurochirurgie. Bd. III. Berlin-Göttingen-Heidelberg: Springer 1956.
COLUMELLA, F., e I. PAPO: Chirurgia (Milano) 10, 302—306 (1955).
— Zbl. Neurochir. 15, 294—302 (1955).
CRAWFORD, T.: J. Neurol. Neurosurg. Psychiatr. 22, 259—266 (1959).
CUSHING, H.: Meningiomas, their classification, regional behaviour, life history and
    surgical and results. Springfield and Baltimore: Charles C. Thomas 1938.
DAHMEN, G.: Zbl. Chir. 84, 129—134 (1959).
DANDY, W. E.: Zbl. Neurochir. 2, 77—113 u. 165—204 (1937).
DECKER, K.: Dtsch. med. Wschr. 83, 204—210 (1958).
—, u. E. HOLZER: Fortschr. Röntgenstr. 80, 565—575 (1954).
— Klinische Neuroradiologie. Stuttgart: Georg Thieme 1960.
DENNY-BROWN, D.: Med. Clin. N. Amer. 35, 1457—1474 (1951).
—, and J. S. MEYER: Neurology (Minneap.) 7, 567 (1957).
DÖRFLER, J.: Arch. Psychiat. Nervenkr. 103, 180—190 (1935).
DOW, D. R.: Brit. med. J. 2, 162 (1925).
DRIESEN, W.: Zbl. Neurochir. 9, 322—333 (1949).
EWALD, C.: Bruns' Beitr. klin. Chir. 171, 437—485 (1940/41).
FALCONER, M. A., and R. D. HOARE: Proc. roy. Soc. Med. 45, 225—228 (1952).
FAUST, Cl.: Allg. Z. Psychiat. 124, 243—266 (1949).
FEKETE, G.: Zbl. Chir. 85, 100—107 (1960).
FINKEMEYER, H.: Zbl. Neurochir. 16, 342—348 (1956).
FISCHER, E., u. P. SUNDER-PLASSMANN: Zbl. Neurochir. 5, 85—111(1940).
FISCHER-BRÜGGE, E.: Dtsch. Z. Nervenheilk. 162, 23—49 (1950).

FLECK, U., u. R. HÜCKEL: Dtsch. Z. Nervenheilk. **113**, 117—119, (1931).
FOERSTER, O., u. L. GUTTMANN: Arch. Psychiat. Nervenkr. **100**, 506—515 (1933).
FORBUS, W. D.: Zbl. Path. **44**, 243 (1928/29).
FREUNDT, K. J.: Medizinische **1960**, 1088—1091.
FRIEDMANN, G., E. SCHMIDT-WITTKAMP u. W. WALTER: Dtsch. Z. Nervenheilk. **179**, 589—602 u. 603—613 (1959).
— Acta neurochir. (Wien) **8**, 70—80 (1960).
FÜRST, C.: Praxis **48**, 762—765 (1959).
FURTADO, D.: Rev. neurol. **65**, 640 (1936).
GÄNSHIRT, H., u. W. TÖNNIS: Dtsch. Z. Nervenheilk. **174**, 305—330 (1956).
GAGEL, O.: Vegetatives System. In Handbuch der inneren Medizin, 4. Aufl., Bd. 5/1 Neurologie, Berlin-Göttingen-Heidelberg: Springer 1953.
GERLACH, J.: Med. Klin. **52**, 1914—1916, 1994—1997 und 2031—2036 (1957).
—, u. H. P. JENSEN: Langenbecks Arch. klin. Chir. **293**, 481—493 (1960).
GRIPONISSIOTIS, B.: Acta neurochir. (Wien) **7**, 301—309 (1959).
GROCH, S. N., L. J. HURWITZ, I. S. WRIGHT and F. McDOWELL: New. Engl. J. Med. **262**, 705—707 (1960).
— Arch. Neurol. Psychiat. (Chicago) **2**, 130—133 (1960).
GROTE, W.: Ärztl. Wschr. **9**, 611—617 (1954).
—, u. R. WÜLLENWEBER: Dtsch. med. Wschr. **85**, 1646—1649 (1960).
GURDJIAN, E. S., and J. E. WEBSTER: J. Amer. med. Ass. **151**, 541—545 (1953).
HARRER, G.: Wien. klin. Wschr. **72**, 23—27 (1960).
v. HATTINGBERG, J.: Die Erkrankungen des Nervensystems. In Lehrbuch der inneren Medizin. Berlin-Göttingen-Heidelberg: Springer 1955.
HEMMER, R.: Dtsch. med. Wschr. **82**, 1803—1805 (1957) u. **85**, 1102—1106 (1960).
—Der Liquordruck. Stuttgart: Georg Thieme 1960.
—Medizinische **37**, 1908—1911 (1960).
HEMMINGSON, H.: Acta radiol. (Stockh.) **20**, 499—519 (1939).
HILLENBRAND, H. J.: Langenbecks Arch. klin. Chir. **283**, 291—315 (1956).
HILLER, F.: Die Zirkulationsstörungen des Gehirns und Rückenmarks. In Handbuch der Neurologie. Bd. 11. Berlin: Springer 1936.
HOLUB, K.: Zbl. Neurochir. **13**, 347—355 (1953).
— Wien. klin. Wschr. **72**, 473—478 (1960).
HÜBNER, A.: Mschr. Unfallheilk. **50**, 91—94 (1943); **61**, 182—184 (1958).
ISFORT, A.: Zbl. Chir. **85**, 107—111 (1960).
— Mschr. Unfallheilk. **63**, 41—49 (1960), **63**, 281—296 (1960) u. **64**, 14—20 (1961).
— Med. Klin. **55**, 531—534 (1960).
— Fortschr. Röntgenstr. **92**, 676—689 (1960).
JAKOB, H.: Wärme- und Kälteschädigungen des Zentralnervensystems. In Handbuch der speziellen pathologischen Anatomie und Histologie. Bd. 13/3. Berlin-Göttingen-Heidelberg: Springer 1955.
JENKNER, F. L.: Wien. med. Wschr. **109**, 949—951 (1959).
JOHNSON, H. C., and E. A. WALKER: J. Neurosurg. **8**, 631—659 (1951).
KAUTZKY, R., u. K. J. ZÜLCH: Neurologisch-neurochirurgische Röntgendiagnostik und andere Methoden zur Erkennung intrakranieller Erkrankungen. Berlin-Göttingen-Heidelberg: Springer 1955.
KEHRER, F. A.: Med. Klin. **53**, 1479—1484 u nd 1547—1550 (1958).
KEHRER, H. E.: Med. Klin. **51**, 1157—1159 (1956).
— Die cerebrale Gefäß-Sklerose. Stuttgart: Georg Thieme 1959.
KETY, S. S., and C. F. SCHMIDT: J. clin. Invest. **27**, 476—483 (1951).
KIRCHHOFF, J. K. J.: Arch. Psychiat. Nervenkr. **186**, 238—253 (1951).
McKISSOCK, W., J. C. TAYLOR, W. H. BLOOM and K. TILL: Lancet **1960 II**, 167—172.
KLAUSBERGER, E. M.: Wien. med. Wschr. **107**, 481—484 (1957).
KLINGLER, M.: Acta neurochir. (Wien) **2**, 197—209 (1952).
KLÜKEN, N.: Periphere Durchblutungsstörungen ausschließlich variköser Symptomenkomplex. In Dermatologie und Venerologie. Bd. 3/1. Stuttgart: Georg Thieme 1959.
KNAUER, A., u. E. ENDERLEN: J. Psychol., (Leipzig) **29**, 1—54 (1922).
— Mschr. Unfallheilk. **28**, 337 (1921).

KRAULAND, W.: Verletzungen der A. carotis interna im Sinus cavernosus und Verletzungen der großen Hirnschlagadern mit Berücksichtigung der Aneurysmenbildung. In Handbuch der speziellen pathologischen Anatomie und Histologie. Bd. 13/3. Berlin-Göttingen-Heidelberg: Springer 1955.
— Dtsch. Z. Nervenheilk. **175**. 54—65 (1956).
— Die Aneurysmen der Schlagadern am Hirn- und Schädelgrund. In Handbuch der speziellen pathologischen Anatomie und Histologie, Bd. 13/1. Berlin-Göttingen-Heidelberg: Springer 1957.
KRAYENBÜHL, H.: Schweiz. med. Wschr. **75**. 1025—1029 (1945).
— Dtsch. med. Wschr. **75**, 1117—1120 (1950).
— Schweiz. med. Wschr. **90**, 961—965 (1960).
—, u. Hs. R. RICHTER: Die cerebrale Angiographie. Stuttgart: Georg Thieme 1952.
—, u. M. G. YASARGIL: Acta neurochir. (Wien) **6**, 30—80 (1958).
KRIEG, W.: Zbl. Chir. **66**, 562—578 u. 681—699 (1939).
KŘÍŽ, K.: Zbl. Neurochir. **17**, 92—99 (1957).
KRÜGER, D. W., u. A. GUND: Wien. klin. Wschr. **71**, 792—796 (1959).
KUHLENDAHL, H.: Dtsch. Z. Nervenheilk. **162**, 96—97 (1950).
KUNDRATITZ, K., E. KLAUSBERGER u. E. ZWEYMÜLLER: Mschr. Kinderheilk. **106**, 113—117 (1957).
LANGE-COSACK, H.: Gefäßmißbildungen des Gehirns und seiner Häute. In KIRSCHNER-NORDMANN, Die Chirurgie. Bd. 3, S. 613—660. Wien: Urban & Schwarzenberg 1948.
LEFÉBVRE, J., J. LEPINTRE, C. FAURE et J. PEREZ: Acta radiol. (Stockh.) **46**, 456—465 (1956).
LEITHOLF, O., u. H. KUHLENDAHL: Medizinische **1957**, 1929—1934.
LEMCKE, W.: Fortschr. Röntgenstr. **82**, 275—276 (1955).
LENNARTZ, H., u. G. MAAS: Med. Klin. **51**, 44—46 und 62—63 (1956).
LERICHE, R.: Physiologie, pathologique et traitement chirurgical. Paris: Masson et Cie. 1946.
LIMA, P. A.: zit. nach E. MONIZ.
LINDENBERG, R., u. H. SPATZ: Virchows Arch. path. Anat. **305**, 531 (1939).
LINDGREN, E.: Röntgenologie einschließlich Kontrastmethoden. In Handbuch der Neurochirurgie. Bd. II. Berlin-Göttingen-Heidelberg: Springer 1954.
LLAVERO, F.: Thrombangiitis des Gehirns. Basel: Benno Schwabe 1948.
LOB, A., R. ASANGER u. J. PROBST: Sozialgerichtliche Entscheidungen über den Zusammenhang zwischen Unfall und Erkrankung. Stuttgart: Ferdinand Enke 1958.
LÖHR, W.: Langenbecks Arch. klin. Chir. **186**, 298—316 (936).
— Zbl. Chir. **63**, 2466—2482, 2593—2608 u. 2642—2652 (1936).
—, u. W. JAKOBI: Langenbecks Arch. klin. Chir. **177**, 510—527 (1933).
LOFSTROM, J. E., J. E. WEBSTER and E. S. GURDJIAN: Radiology **65**, 847—856 (1955).
LOMAN, J., and A. MYERSON: Amer. J. Roentgenol. **35**, 188—193 (1936).
LOPEZ, M.: Arch. De Vecchi Anat. pat. **10**, 1003—1011 (1948).
LORENZ, R.: Zbl. Neurochir. **5**, 30—61 (1940).
— Zbl. Neurochir. **11**, 171—182 (1951).
LUESSENHOP, A. J., and W. T. SPENCE: J. Amer. med. Ass. **172**, 1153—1155 (1960).
LUTTEROTTI, A.: Münch. med. Wschr. **100**, 1335—1337 (1958).
MAINZER, F.: Dtsch. med. Wschr. **79**, 37—39 (1954).
MARBURG, O.: Die traumatischen Erkrankungen des Gehirns und Rückenmarks. In Handbuch der Neurologie. Bd. 11, Berlin: Springer 1936.
MASLOWSKI, H. A.: zit. nach KRAYENBÜHL u. RICHTER.
MASON, T. H., G. M. SWAIN and H. R. OSHEROFF: J. neurosurg. **11**, 323—326 (1954).
MEYER, H. H.: Med. Klin. **54**, 765—769 (1959).
MEYER, H. St., u. G. BUSCH: Fortschr. Röntgenstr. **92**, 690—693 (1960)
MEYER, J. E.: Arch. Psychiat. Nervenkr. **180**, 646 (1948).
MEYER, J. S., and D. DENNY-BROWN: Neurology (Minneap.) **7**, 447—458 (1957).
—, S. SHEEHAN and R. B. BAUER: A. M. A. Arch. Neurol. Psychiat. **2**, 27—45 (1960).
MEYER-ARENDT, J.: Dtsch. med. Wschr. **72**, 577—579 (1947).
MIFKA, P.: Fortschr. Röntgenstr. **78**, 647—655 (1953).

— Wien. Z. Nervenheilk. **9**, 118—133 (1954).
MONIZ, E.: Zusammenfassung in Die cerebrale Arteriographie und Phlebographie. Handbuch der Neurologie. Erg. Bd. II. Berlin: Springer 1940.
MÜLLER, W. K.: Münch. med. Wschr. **102**, 1208—1213 (1960).
NAMIN, P.: J. Neurosurg. **11**, 442—457 (1954).
NEUBÜRGER, K.: Beiträge zur Histologie, Pathogenese und Einteilung der arteriosklerotischen Gehirnerkrankungen. Jena: Gustav Fischer 1930.
NIEMEYER, P., u. F. POMPEU: Arch. Psychiat. Nervenkr. **192**, 220—233 (1954).
NORLÉN, G.: Dtsch. Z. Nervenheilk. **170**, 446—459 (1953).
NOWOTNY, K.: Wien. klin. Wschr. **65**, 1017 (1953).
OKONEK, G.: Operationen am Hirnschädel und Hirn. In Stich-Bauer, Fehler und Gefahren bei chirurgischen Operationen. Bd. 1. Jena: Gustav Fischer 1954.
OLIVECRONA, H.: Zbl. Chir. **62**, 1904 (1935).
— Dtsch. med. Wschr. **755**, 1169—1173 (1950).
OPPENHEIM, H., u. H. CASSIRER: Die Encephalitis. Wien: Alfred Hölder 1907.
OTTO, E.: Zbl. Neurochir. **15**, 277—287 (1955).
PAILLAS, J. E., et L. CHRISTOPHE: Les thromboses de la carotide interne et de ses branches. Paris: Masson et Cie. 1955.
PARNITZKE, K. H.: Zbl. Neurochir. **16**, 92—109 (1956).
PENZHOLZ, H.: Hefte Unfallheilk. H. 60, 117—120 (1959).
PETERS, G.: Spezielle Pathologie der Krankheiten des zentralen und peripheren Nervensystems. Stuttgart: Georg Thieme 1951.
PETTE, H., u. H. KALM: Neurologie. In Handbuch der inneren Medizin, Bd. V/3. Berlin-Göttingen-Heidelberg: Springer 1953.
PHILIPPIDES, D., et R. STEIMLE: Rev. oto-neuro-ophtal. **28**, 38 (1956).
PIA, H. W.: Dtsch. med. Wschr. **81**, 1405—1408 (1956).
PICKERING, G. W.: Lancet **1951 II**, 845—850.
POYANNE, H., F. CAILLON, P. LEMAN, M. GOT, M. SALLES et A. GOUAZÉ: Neurochirurgia **3**, 35—45 (1960).
PRIMBS, A., u. E. WEBER: Dtsch. med. Wschr. **81**, 1800—1803 (1956).
QUANDT, J.: Die cerebralen Durchblutungsstörungen des Erwachsenenalters. Berlin: VEB Verlag Volk und Gesundheit 1959.
QUENSEL, F.: Mschr. Unfallheilk. **50**, 105—120 (1943).
RADNER, S.: Acta radiol. (Stockh.) Suppl. **87** (1951).
RAUSCH, F., u. G. STRUCK: Fortschr. Neurol. Psychiat. **24**, 512—520 (1956).
RIECHERT, T.: Fortschr. Röntgenstr. **67**, 116—127 (1943).
— Nervenarzt **18**, 453—458 (1947).
— Die Arteriographie der Hirngefäße. Berlin u. München: Urban & Schwarzenberg 1949.
— Arch. Psychiat. Nervenkr. **188**, 126—130 (1952).
— Med. Klin. **47**, 1383—1385 (1952).
RÖTTGEN, P.: Langenbecks Arch. klin. Chir. **260**, 613—633 (1948).
— Nauheimer Fortbild.-Lehrg. **18**, 26—38 (1952).
— Beitr. Neurochir. **1**, 56—62 (1959).
RUF, F., u. K. PHILIP: Langenbecks Arch. klin. Chir. **263**, 573—587 (1950).
RÜHL, A.: Beitr. path. Anat. **78**, 160 (1927).
RULAND, L.: Chirurg **17/18**, 540—546 (1947).
SASTRASIN, K.: Acta neurochir. (Wien) **5**, 11—36 (1956).
SATTLER, C. H.: Pulsierender Exophthalmus. In Handbuch der gesamten Augenheilkunde. Bd. 9/1. Abt. 2. Berlin: Springer 1920.
SCHALTENBRAND, G.: Dtsch. Z. Nervenheilk. **136**, 191 (1935).
— Die Nervenkrankheiten. Stuttgart: Georg Thieme 1951.
SCHEID, W.: Zirkulationsstörungen des Gehirns und seiner Häute. In Handbuch der inneren Medizin. Bd. V/3. Berlin-Göttingen-Heidelberg: Springer 1953.
SCHIEFER, W.: Hefte Unfallheilk. H. 55, 119—121 (1956) u. H. 56, 187—190 (1957).
— Zbl. Neurochir. **18**, 25 (1958).
—, u. H. W. STEINMANN: Zbl. Neurochir. **18**, 173—188 (1958).
SCHMIDT, H., u. W. DRIESEN: Fortschr. Röntgenstr. **91**, 60—70 (1959).
SCHNEIDER, H. G., I. BÜRKMANN u. H. BETTZIECHE: Z. Kreisl. Forsch. **49**, 365—375 (1960).

SCHNEIDER, M.: Langenbecks Arch. klin. Chir. **276**, 23—38 (1953).
SCHNEIDER, R. C.: Craniocerebral trauma in correlative neurosurgery. Springfield: Charles C. Thomas 1955.
SCHOBER, W.: Klin. Med. (Wien) **7**, 289—303 (1952).
SCHOLZ, W., u. D. NIETO: Z. Neurol. **162**, 675—693 u. 694—715 (1938).
SCHÜRMANN, K.: Zbl. Neurochir. **14**, 362—365 (1954).
SCHULZE, H. A. F., u. A. SAUERBREY: Zbl. Neurochir. **16**, 76—80 (1956).
SCHWAIGER, M.: Langenbecks Arch. klin. Chir. **265**, 356—398 (1950).
SCOTT, M.: J. Amer. med. Ass. **130**, 845—850 (1946).
SEITZ, D., u. H. KALM: Dtsch. Z. Nervenheilk. **177**, 597—617 (1958).
SERFLING, H. J., u. K. H. PARNITZKE: Klin. Mbl. Augenheilk. **128**, 641—657 (1956).
SHIMIDZU, K.: Langenbecks Arch. klin. Chir. **188**, 293—316 (1937).
SJÖGREN, S. E.: Acta radiol. (Stockh.) **40**, 113—127 (1953).
SJÖQVIST, O.: Chirurg **10**, 377—380 (1938).
SORGO, W.: Z. Neurol. **167**, 581—585 (1939).
— Zbl. Neurochir. **4**, 161—179 (1939).
SPATZ, H.: Dtsch. Z. Nervenheilk. **136**, 86—132 (1935).
STENDER, A.: Z. Neurol. **156**, 761 (1936).
STERN, K.: Z. Neurol. **148**, 55—82 (1933).
STÖHR jr., Ph.: Mikroskopische Anatomie des vegetativen Nervensystems. In MÖLLENDORFFS Handbuch der mikroskopischen Anatomie des Menschen. Berlin: Springer 1928.
— Ergebn. Anat. Entwickl.-Gesch. **33**, 1—62 (1938).
STURM, A.: Dtsch. med. Wschr. **73**, 589—592 (1948).
SUGAR, O., L. B. HOLDEN and C. P. POWELL: Amer. J. Roentgenol. **61**, 166—182 (1949).
SUNDER-PLASSMANN, P.: Z. Anat. Entwickl.-Gesch. **93**, 567 (1930).
— Z. Neurol. **147**, 414—447 (1933).
— Langenbecks Arch. klin. Chir. **183**, 653—656 (1935).
— Dtsch. Z. Chir. **251**, 125—194 (1939).
— Dtsch. Z. Chir. **254**, 463—487 (1941).
— Durchblutungsschäden und ihre Behandlung. Neue dtsch. Chir. Bd. 65. Stuttgart: Ferdinand Enke 1943.
— Zbl. Chir. **72**, 374—379 (1947).
— Chirurg **20**, 249 (1949).
— Sympathicus-Chirurgie. Stuttgart: Georg Thieme 1953.
— Langenbecks Arch. klin. Chir. **282**, 458—459 (1955).
— Dtsch. med. J. **11**, 249—252 (1960),
—, u. A. ISFORT: Dtsch. med. Wschr. **84**, 2185—2189 (1959).
—, — Chirurg **31**, 438—447 (1960).
—, u. Th. TIWISINA: Chirurg **23**, 376—382 (1952).
—, — Dtsch. med. Wschr. **82**, 2096—2099 (1957).
SUTTON, D.: Brit. J. Radiol. **287**, 589—597 (1951).
TAKAHASHI, K.: Arch. Psychiat. Nervenkr. **111**, 373—379 (1940).
TARNOW, G.: Fortschr. Röntgenstr. **89**, 671—681 (1958).
TIWISINA, Th.: Bruns' Beitr. klin. Chir. **182**, 142—152 (1951).
— Fortschr. Röntgenstr. **77**, 662—671 (1952).
— Langenbecks Arch. klin. Chir. **282**, 459—464 (1955).
— Arch. Ohr.-, Nas.- u. Kehlk.-Heilk. (Kongreßbericht) **169**, 280—285 (1956).
— Chirurg **27**, 390—395 (1956).
— Hippokrates (Stuttgart) **28**, 202—205 (1957).
— Beitr. Neurochir. **1**, 114—117 (1959).
—, u. A. D. STÄCKER: Chirurg **30**, 344—349 (1959).
TÖLLE, R.: Zbl. Chir. **69**, 219—226 (1942).
TÖNNIS, W.: Zusammenfassung in Zirkulationsstörungen des Gehirns im Serien-angiogramm. Herausgegeben von W. Tönnis und W. Schiefer. Berlin-Göttingen-Heidelberg: Springer 1959.
—, u. H. LANGE-COSACK: Dtsch. Z. Nervenheilk. **170**, 460—485 (1953).
—, u. W. WALTER: Wien. med. Wschr. **110**, 145—147 (1960).

UMBACH, W.: Arch. Psychiat. Neurol. **186**, 406—412 (1951).
— Nervenarzt **25**, 356—359 (1954).
VERNET, K.: Neurology **4**, 605—611 (1954).
VIALETT, P., P. DESCUNS, H. GARRE, L. CHEVROT, L. SENDRA et P. AUBRY: Neuro-chirurgie **1**, 163—167 (1955).
VÖLPEL, W.: Fortschr. Röntgenstr. **86**, 79—86 (1957).
VOGT, L. G.: Vortrag Dtsch. Ges. Neurochir. Neurol. Berlin 1956, ref. in Zbl. Neurol. **140**, 17 (1957).
DE VRIES, E.: Psychiatr. neurol. bl., Amsterdam **38**, 712 (1934), zit. nach Hiller.
WALKENHORST, A.: Zbl. Neurochir. **19**, 35—43 (1959).
WALTON, J. N.: Brit. med. J. **1952 II**, 802—808.
WANKE, R.: Chirurg. **17/18**, 577—580 (1947).
—, u. E. BUES: Hefte Unfallheilk. H. **60**, 106—117 (1959).
WEBER, E.: Langenbecks Arch. klin. Chir. **295**, 191—196 (1960).
WEBER, G.: Der Hirnabszeß. Stuttgart: Georg Thieme 1957.
WEBSTER, J. E., R. DAWSON and E. S. GURDJIAN: J. Neurosurg. **8**, 368—376 (1951).
WEICKMANN, F.: Grundlagen der angiographischen Diagnostik cerebraler Gefäßprozesse. Spezielle angiographisch-klinische Diagnostik und neurochirurgische Therapie cerebraler Gefäßprozesse. In Die cerebralen Durchblutungsstörungen des Erwachsenenalters. Herausgegeben von J. QUANDT. S. 112—288. Berlin: VEB Verlag Volk und Gesundheit 1959.
WERNER, A.: Praxis **33**, 797—800 (1960).
WIEDENMANN, O., u. E. HIPP: Fortschr. Röntgenstr. **91**, 350—365 (1959).
WOLF, G.: Fortschr. Neurol. Psychiat. **28**, 363—418 (1960).
— Landarzt **36**, 200—203 (1960).
WOLFF, H.: Zbl. Neurochir. **16**, 149—153 (1956).
—, u. G. SCHALTENBRAND: Zbl. Neurochir. **4**, 233—241 (1939).
—, u. B. SCHMIDT: Zbl. Neurochir. **4**, 241—250 u. 310—319 (1939).
YASARGIL, G.: Vertebralisangiographie. In Röntgendiagnostik, Ergebnisse 1952 bis 1956. Stuttgart: Georg Thieme 1957.
ZEHNDER, M.: Zbl. Neurochir. **2**, 281—283 (1937).
ZETTEL, H.: Mschr. Unfallheilk. **63**, 248—254 (1960).
ZÜLCH, K. J.: Wien. med. Wschr. **105**, 1035—1041 (1955).
— Biologie und Pathologie der Hirngeschwülste. In Handbuch der Neurochirurgie. Bd. III. Berlin-Göttingen-Heidelberg: Springer 1956.
— Medizinische **14**, 622—626 (1959).
— Dtsch. med. Wschr. **85**, 1524—1530 u. 1585—1590 (1960).
VAN DER ZWAN, A.: J. Neurol. Neurosurg. Psychiat. **17**, 189—190 (1954).

SPRINGER-VERLAG · BERLIN · GÖTTINGEN · HEIDELBERG

Ergebnisse der
Chirurgie und Orthopädie

Begründet von E. PAYR und H. KÜTTNER
Herausgegeben von K. H. BAUER, Heidelberg, A. BRUNNER, Zürich, K. LINDEMANN,
Heidelberg

43. Band

Redigiert von A. BRUNNER. Mit 294 zum Teil farbigen Abbildungen in 307 Einzeldarstellungen. IV, 601 Seiten Gr. 8°. 1961
DM 170,—; Ganzleinen DM 178,—

Inhaltsübersicht:

Die akuten Erkrankungen der Bauchspeicheldrüse, unter besonderer Berücksichtigung der leichteren Formen und ihrer Bedeutung für die Chirurgie. Von E. Kern, Freiburg i. Br. — Cholinesterase in der Chirurgie. (Eine zusammenfassende Studie über das Verhalten des Fermentes nach Operationen und über die Brauchbarkeit der Fermentkontrolle für die Prognose, Prophylaxe und Therapie des Operationsschocks.) Von F. Holle, Würzburg, und A. Doenicke, Hannover. — Die Trichterbrust. Von H. Schoberth, Erlangen. — Tumoren und Cysten des kindlichen Thorax. Von M. Reifferscheid und W.-H. Brinkmann, Bonn. — Über den Pfortaderhochdruck und seine chirurgischen Indikationen. (Mit einem tierexperimentellen Beitrag über Druck- und Stromverhältnisse bei Portocavalen Anastomosen.) Von R. Berchtold, München. — Die chirurgische Behandlung chronischer Arterienverschlüsse der unteren Extremität, unter besonderer Berücksichtigung der Wiederherstellungschirurgie und ihrer strömungstechnischen Probleme. Von W. Rieben, Winterthur. — Klinik, Behandlung und Statistik der Sarkome. Von G. Ott, Heidelberg, und R. Frey, Mainz.